Hanan Elzeblawy Hassan
Eman Mohamed Alsherbieny
Mariam Riad Fahmy

Douleur de l'arthrose du genou

Hanan Elzeblawy Hassan
Eman Mohamed Alsherbieny
Mariam Riad Fahmy

Douleur de l'arthrose du genou

Stratégies d'adaptation chez les femmes âgées de la ville de Beni-Suef

ScienciaScripts

Imprint
Any brand names and product names mentioned in this book are subject to trademark, brand or patent protection and are trademarks or registered trademarks of their respective holders. The use of brand names, product names, common names, trade names, product descriptions etc. even without a particular marking in this work is in no way to be construed to mean that such names may be regarded as unrestricted in respect of trademark and brand protection legislation and could thus be used by anyone.

Cover image: www.ingimage.com

This book is a translation from the original published under ISBN 978-620-7-47365-6.

Publisher:
Sciencia Scripts
is a trademark of
Dodo Books Indian Ocean Ltd. and OmniScriptum S.R.L publishing group

120 High Road, East Finchley, London, N2 9ED, United Kingdom
Str. Armeneasca 28/1, office 1, Chisinau MD-2012, Republic of Moldova, Europe
Printed at: see last page
ISBN: 978-620-7-39303-9

Copyright © Hanan Elzeblawy Hassan, Eman Mohamed Alsherbieny, Mariam Riad Fahmy
Copyright © 2024 Dodo Books Indian Ocean Ltd. and OmniScriptum S.R.L publishing group

Stratégies d'adaptation chez les femmes âgées Souffrir d'arthrose du genou Douleur à Beni-Suef City

Par

Mariam Riad Fahmy

(B.SC. Soins infirmiers, 2007)

Faculté des sciences infirmières

Université de Minia

Supervisé par

Assist. Hanan Elzeblawy Hassan

Vice-doyen pour les études postuniversitaires et les affaires de recherche.

Professeur adjoint en soins infirmiers à la mère et au nouveau-né

Faculté des sciences infirmières, Université de Beni Suef

Assist. Dr. Eman Mohamed Alsherbieny

Professeur adjoint en soins infirmiers communautaires

Faculté des sciences infirmières, Université de Beni Suef

Université de Beni-Suef

2021

Remerciements

Tout d'abord, je me sens toujours redevable à Allah, le **Tout Miséricordieux** et le **Très Miséricordieux**, qui m'a donné la force d'accomplir ce travail,

Je tiens à exprimer ma profonde gratitude à Assist. **Hanan Elzeblawy Hassan,** vice-doyenne des études postuniversitaires et des affaires de recherche, professeure adjointe en soins infirmiers maternels et néonatals, pour ses précieux conseils et sa supervision experte, ainsi que pour son soutien et ses encouragements. J'ai vraiment l'honneur de réaliser ce travail sous sa supervision.

Je tiens à exprimer mes plus vifs remerciements à **Assist. Eman Mohamed Alsherbieny,** professeur adjoint en soins infirmiers communautaires à l'université Beni Suef, pour m'avoir guidée tout au long de ce travail et pour m'avoir accordé beaucoup de son temps. J'apprécie grandement ses efforts.

Je remercie tout particulièrement mes **parents**, mon **mari** et tous les membres de **ma famille** pour leurs encouragements constants, pour m'avoir supportée et pour m'avoir soutenue.

Mariam Riad Fahmy

Douleur de l'arthrose du genou

Assist. Hanan Elzeblawy Hassan

Professeur adjoint en soins infirmiers de maternité et de néonatalogie

Vice-doyen chargé des études postuniversitaires et de la recherche, Faculté des sciences infirmières, Université de Beni-Suef

Assist. Eman Mohamed Alsherbieny

Professeur adjoint en soins infirmiers familiaux et communautaires, Faculté des sciences infirmières, Université de Beni-Suef

Mariam Riad Fahmy

(B.SC. Soins infirmiers)

Table des matières

Introduction	7
Objectif de l'étude	13
Revue de la littérature	14
Sujet et méthodes	64
Discussion	98
Conclusion	114
Résumé	116
La présente étude a révélé les principaux résultats suivants :	118
Références	122

Stratégies d'adaptation chez les femmes âgées souffrant de douleurs liées à l'arthrose du genou dans la ville de Beni-Suef

Mariam Riad Fahmy[1], Hanan Elzeblawy Hassan[2], Eman Mohamed Alsherbieny[3]

[1] B.SC. Soins infirmiers, 2007, Université de Beni-Suef, *Égypte*
[2] Assist. Professeur adjoint en soins infirmiers maternels et néonatals, Faculté des sciences infirmières, Université de Beni-Suef, *Égypte*
[3] Professeur adjoint en soins infirmiers communautaires, Faculté des sciences infirmières, Université de Beni-Suef, *Égypte*

RÉSUMÉ

Contexte : L'arthrose est la principale cause de douleur et d'incapacité chez les femmes âgées. Elle est plus fréquente chez les femmes que chez les hommes. *Objectif* : cette étude vise à évaluer les stratégies d'adaptation des femmes âgées souffrant de douleurs liées à l'arthrose du genou dans la ville de Beni-Suef. *Conception* : Une étude descriptive transversale a été utilisée dans la présente étude. *Cadre* : l'étude a été réalisée à l'hôpital universitaire de Beni Suef, dans la clinique externe d'orthopédie et dans l'unité de physiothérapie. *Sujets* : Une technique d'échantillonnage consécutif non probabiliste d'un total de 300 femmes étudiées a été recrutée dans l'étude actuelle. dans le cadre mentionné ci-dessus. *Outils* : I- Questionnaire d'entretien : il a été développé par le chercheur ; il est composé de 2 parties : - données démographiques et histoire médicale de l'arthrite du genou, II- échelle de Katz, III- échelle visuelle analogique (EVA) et IV- inventaire de l'adaptation à la douleur (ICD). *Résultats* : plus des deux tiers (70%) des femmes âgées étudiées souffraient d'une douleur sévère et 30% d'entre elles d'une douleur modérée, la stratégie d'adaptation à la douleur de l'inventaire de distraction avait le pourcentage le plus élevé de score moyen parmi les autres stratégies étudiées (62,46%), et la stratégie d'inventaire de la douleur au repos avait le pourcentage le plus bas de score de douleur (55,0%). il y avait une forte corrélation négative entre l'inventaire total d'adaptation à la douleur et l'échelle visuelle analogique et entre l'échelle de Katz pour l'ADL et l'échelle visuelle analogique. En revanche, il existe une corrélation positive entre l'échelle de Katz pour les AVQ et l'inventaire de la gestion de la douleur. *Conclusion* : Les stratégies d'adaptation actives les plus souvent appliquées par les femmes étudiées sont la distraction et la transformation de la douleur. En ce qui concerne les stratégies d'adaptation passives appliquées par les femmes, le repos et la retraite ont été les plus utilisées par les femmes étudiées. ***Recommandations :*** Sensibiliser le public à l'efficacité et à la tolérabilité des stratégies d'adaptation pour réduire la douleur et les complications de l'arthrose par le biais d'un programme destiné aux personnes de la communauté.

Mots-clés : Stratégies d'adaptation, Personnes âgées, Arthrose du genou, Douleur, Femmes

Introduction

Le vieillissement est un processus graduel et continu de changement naturel qui commence au début de l'âge adulte. Au début de l'âge moyen, de nombreuses fonctions corporelles commencent à décliner progressivement. Les affections les plus courantes chez les personnes âgées sont la perte d'audition, la cataracte et les erreurs de réfraction, les douleurs dorsales et cervicales et l'arthrose, la bronchopneumopathie chronique obstructive, le diabète, la dépression et la démence. Avec l'âge, les personnes sont plus susceptibles de souffrir de plusieurs maladies en même temps **(Timalsina & Songwathana, 2020)**.

L'arthrose est la forme la plus courante d'arthrite. Certaines personnes l'appellent maladie dégénérative des articulations ou arthrite "d'usure". Elle se manifeste le plus souvent dans les mains, les hanches et les genoux. Avec l'arthrose, le cartilage d'une articulation commence à se dégrader et l'os sous-jacent à se modifier. Ces changements se développent généralement lentement et s'aggravent avec le temps. L'arthrose peut provoquer des douleurs, des raideurs et des gonflements. Dans certains cas, elle entraîne également une réduction de la fonction et un handicap ; certaines personnes ne sont plus en mesure d'effectuer des tâches quotidiennes ou de travailler *(Magni et al., 2021)*.

L'arthrose est la cause la plus fréquente de douleur chez les personnes âgées. 43 % des patients atteints d'arthrose ont 65 ans ou plus et 88 % des personnes atteintes d'arthrose ont 45 ans ou plus. L'incidence annuelle de l'arthrose du genou est la plus élevée entre 55 et 64 ans. Plus de la moitié des personnes souffrant d'arthrose symptomatique du genou ont moins de 65 ans. 62 % des personnes atteintes d'arthrose sont des femmes. Chez les personnes de moins de 45 ans, l'arthrose est plus fréquente chez les hommes ; au-delà de 45 ans, l'arthrose est plus fréquente chez les femmes *(Shamekh et al., 2022).*

L'arthrose du genou est une maladie articulaire multifactorielle progressive courante qui se caractérise par des douleurs chroniques et une incapacité fonctionnelle. L'arthrose du genou représente près des quatre cinquièmes du fardeau de l'arthrose dans le monde et augmente avec l'obésité et l'âge. Jusqu'à présent, l'arthrose du genou est incurable, à l'exception de l'arthroplastie du genou qui est considérée comme un traitement efficace à un stade avancé de la maladie, mais qui est responsable de coûts de santé substantiels *(Jeanmaire et al., 2018).*

L'arthrose est causée par la détérioration du cartilage articulaire entre les os. Les blessures articulaires ou le surmenage, comme la flexion du genou et le stress répétitif sur une articulation, peuvent endommager une articulation et augmenter le risque d'arthrose dans cette articulation. L'âge : le risque de développer une arthrose augmente avec l'âge. Le sexe : les femmes sont plus susceptibles de développer une arthrose que les hommes, surtout après 50 ans. Obésité : les kilos en trop exercent une pression accrue sur les articulations, en particulier sur les articulations portantes telles que les hanches et les genoux. Ce stress augmente le risque d'arthrose dans l'articulation concernée. L'obésité peut également avoir des effets métaboliques qui augmentent le risque d'arthrose. Génétique : les personnes dont des membres de la famille sont atteints d'arthrose sont plus susceptibles de développer une arthrose. Les personnes souffrant d'arthrose des mains sont plus susceptibles de développer une arthrose du genou. Race : certaines populations asiatiques présentent un risque plus faible d'arthrose *(To et al., 2019)*.

Les symptômes de l'arthrose se développent souvent lentement et s'aggravent avec le temps. Les signes et symptômes de l'arthrose sont les suivants : douleur à chaque mouvement, raideur ; la raideur articulaire peut être plus marquée au réveil ou après une période d'inactivité, sensibilité, perte de souplesse, sensation de grincement, gonflement qui peut être causé par une inflammation des tissus mous autour de l'articulation et éperons osseux - ces morceaux d'os supplémentaires, qui ressemblent à des bosses dures, peuvent se former autour de l'articulation touchée. L'arthrose est une maladie dégénérative qui s'aggrave avec le temps, entraînant souvent des douleurs chroniques. La douleur et la raideur articulaires peuvent devenir suffisamment importantes pour rendre les tâches quotidiennes difficiles *(Shamekh et al., 2022)*.

La douleur et l'incapacité liées à l'arthrose peuvent également entraîner une dépression et des troubles du sommeil. Le diagnostic de l'arthrose du genou se fait par un examen physique, des radiographies et des examens de laboratoire. Les symptômes de l'arthrose sont donc traités par une combinaison de thérapies, qui peuvent inclure : l'augmentation de l'activité physique, la thérapie physique avec des exercices de renforcement musculaire, la perte de poids, les médicaments, y compris les analgésiques en vente libre et les médicaments sur ordonnance, les dispositifs de soutien tels que les béquilles ou les cannes et la chirurgie si les autres options de traitement n'ont pas été efficaces *(Sakellariou et al., 2017)*.

L'adaptation est définie comme les pensées et les comportements mobilisés pour gérer les situations stressantes internes et externes. L'adaptation est généralement classée en quatre grandes catégories : l'adaptation centrée sur le problème, l'adaptation centrée sur l'émotion, l'adaptation centrée sur le sens et l'adaptation sociale. Pour les patients souffrant d'arthrose du genou, il peut être difficile de faire face aux symptômes de l'arthrose qui interfèrent avec les activités habituelles de la vie quotidienne. Les patients atteints d'arthrose du genou peuvent y faire face en pratiquant des activités de loisirs, en n'oubliant pas de se chouchouter et en changeant parfois d'environnement, ne serait-ce que pour une excursion d'une journée. Un changement de décor est susceptible de déclencher une bonne humeur et de soulager le stress, l'exercice et l'augmentation de l'activité physique *(Runhaar & Zhang, 2018)*.

Le rôle de l'infirmière dans la gestion du risque et de la progression de l'arthrose a évolué, par exemple dans le cadre des soins primaires, de l'enseignement, de la recherche et d'autres tâches et contextes. Les infirmières aident à diagnostiquer et à évaluer les conséquences fonctionnelles et psychosociales de la maladie, fournissent des médicaments et gèrent la douleur, surveillent l'évolution de la maladie, éduquent les patients et coordonnent les soins avec d'autres prestataires (kinésithérapeutes, ergothérapeutes et thérapeutes psychosociaux). La compréhension des manifestations cliniques et des critères diagnostiques de l'arthrose constitue la base de ces activités *(Ferri, 2020)*.

Importance de l'étude :

L'arthrose est une maladie auto-immune chronique et progressive d'étiologie encore inconnue, principalement caractérisée par une inflammation des articulations et un épanchement synovial, qui peuvent entraîner des modifications destructrices. En outre, l'arthrose est une maladie inflammatoire auto-immune chronique qui affecte les articulations et les organes, et dont la prévalence mondiale est d'environ 5 pour 1000 personnes. La douleur et le gonflement des articulations ainsi que la fatigue sont des symptômes courants qui peuvent réduire la fonction physique et affecter la qualité de vie. Par ailleurs, 20 millions de personnes dans le monde sont atteintes de polyarthrite rhumatoïde, une maladie liée à une réaction immunitaire qui se produit lorsque l'organisme mélange des tissus et des substances étrangères et s'attaque à lui-même. La maladie provoque une rugosité des articulations et peut entraîner une inflammation d'autres organes *(Raunsbæk et al., 2021)*.

Aux États-Unis d'Amérique, il y avait 5270,81 cas prévalents d'arthrose. La prévalence était plus élevée chez les femmes (3170,44 cas en 2019) que chez les hommes (2100,37 cas en 2019), tous âges confondus, et plus importante chez les personnes âgées de 60 à 64 ans dans les deux sexes. En outre, l'arthrose du genou, de la hanche et des autres articulations a augmenté, mais a diminué pour l'arthrose de la main *(Otón & Carmona, 2019)*. L'incidence et la prévalence de l'arthrose augmentant avec l'âge, l'allongement de l'espérance de vie se traduira par un plus grand nombre de personnes atteintes. Au Royaume-Uni, 20 à 30 % des personnes âgées de plus de 60 ans souffrent d'arthrose symptomatique. Au Moyen-Orient, plus d'un million de personnes souffrent d'arthrose en Irak, au Yémen, en Arabie saoudite et en Syrie *(Conrozier & Lohse, 2022)*.

En Égypte, la prévalence de l'arthrose est de 8,5 % dans la population adulte totale. Environ 85 % des personnes âgées de plus de 75 ans présentent des symptômes d'arthrose. 40 % des personnes atteintes éprouvent des difficultés importantes dans leurs activités quotidiennes, au point d'interférer avec leurs rôles professionnels ou sociaux. Par ailleurs, 29,5 % des maladies sont les plus répandues chez les femmes âgées. Cela pourrait être dû aux changements ostéoporotiques post-ménopausiques chez les femmes *(Shamekh et al., 2022)*.

Les infirmières jouent un rôle important en aidant les patients à participer activement au traitement de leur maladie chronique et à acquérir des compétences en matière d'autogestion. L'objectif de la présente étude était donc d'évaluer les stratégies d'adaptation des femmes âgées souffrant de douleurs liées à l'arthrose du genou dans la ville de Beni-Suef.

Objectif de l'étude

Cette étude visait à évaluer les stratégies d'adaptation des femmes âgées souffrant de douleurs liées à l'arthrose du genou dans la ville de Beni-Suef.

Question de recherche :

Pour atteindre l'objectif de cette étude, les questions de recherche suivantes ont été formulées :

Quelles sont les stratégies d'adaptation utilisées par les femmes âgées souffrant de douleurs liées à l'arthrose du genou dans la ville de Beni-Suef ?

Revue de la littérature

Chapitre I : Vieillissement

Le vieillissement est défini comme une détérioration progressive inévitable des fonctions physiologiques avec l'âge, caractérisée démographiquement par une augmentation de la mortalité et un déclin de la fécondité en fonction de l'âge. Le déclin ou la perte d'adaptation est causé par le déclin progressif dans le temps des forces de sélection naturelle de Hamilton et l'accumulation de dommages au fil du temps ***(Kyriazis, 2020)***.

Les femmes survivent aux hommes et constituent la majorité des personnes âgées, leur pourcentage dans la population augmentant avec l'âge. Entre 65 et 74 ans, on compte 82 hommes pour 100 femmes. Dans la tranche d'âge comprise entre 65 et 74 ans, on trouve 65 hommes pour 100 femmes, tandis que dans la tranche d'âge comprise entre 75 et 84 ans, le rapport est de 41 hommes pour 100 femmes. Actuellement, les femmes dépassent les hommes de 4,8 ans. Au niveau mondial, les femmes âgées de 65 ans devraient vivre encore 18 ans, alors que les hommes du même âge vivent en moyenne 16 ans de plus. Les projections indiquent qu'en 2050, les femmes représenteront 54 % de la population mondiale âgée de 65 ans ou plus ***(Farrugia-Bonello, 2021)***.

Les causes du vieillissement

Le vieillissement est une étape inéluctable avec des changements corporels continus, ce qui a poussé les biologistes à étudier cette étape biologique et à émettre de nombreuses théories et hypothèses pour expliquer le processus de vieillissement. En général, il existe différentes théories du processus de vieillissement et la plus acceptable suppose que le vieillissement biologique est influencé par deux types de facteurs principaux : les facteurs programmés et les facteurs liés aux dommages *(Chung & Kennedy, 2020)*.

L'arthrose est la plus répandue et la plus invalidante des maladies chroniques affectant les femmes âgées dans le monde. La prévalence de l'arthrose chez les femmes augmente considérablement après l'âge de 50 ans. Les femmes ont deux fois plus de risques que les hommes de développer une arthrose bilatérale du genou et 2,6 fois plus de risques que les hommes de développer une arthrose de la main. L'arthrose est la huitième cause mondiale d'invalidité, en particulier chez les femmes âgées. L'obésité a un impact négatif sur la biomécanique, au moins dans les articulations portantes, et a été démontrée comme un facteur de risque d'arthrose *(Chen, et al, 2018)*.

Les facteurs contribuant au déclin de la fonction physique sont nombreux et comprennent l'augmentation de l'adiposité, ainsi qu'une masse, une force et une puissance musculaires squelettiques inadéquates. Par rapport aux hommes de même âge, les femmes âgées ont tendance à avoir une adiposité plus élevée, une masse musculaire squelettique plus faible, une densité musculaire plus faible (reflétant une plus grande infiltration de lipides dans les muscles), une force musculaire plus faible et une puissance musculaire plus faible, ce qui les expose à un risque accru d'altération de la fonction physique et d'invalidité *(Yousefzadeh, et al, 2021)*.

Des facteurs programmés indiquant des aspects génétiques ont été mis en évidence dans de nombreuses études portant sur différentes espèces, y compris les centenaires humains. Certaines recherches ont démontré que des altérations dans des gènes spécifiques peuvent prolonger la durée de vie chez certaines espèces telles que la levure et les vers ronds. On a constaté que certains cas étaient associés à la longévité humaine. Les théories génétiques du vieillissement proposent que le vieillissement soit programmé dans chaque gène individuel. La mort cellulaire programmée (apoptose) est contrôlée par une horloge biologique via des informations génétiques dans le noyau de la cellule. Les gènes responsables de l'apoptose expliquent la mort cellulaire et sont moins applicables à la mort d'un organisme entier *(Sgarbieri & Pacheco, 2017)*.

L'augmentation de l'apoptose cellulaire peut être corrélée au processus de vieillissement, mais elle ne peut pas être considérée comme une cause de décès. Les facteurs environnementaux et les mutations génétiques peuvent influencer l'expression des gènes et accélérer le processus de vieillissement. Récemment, l'horloge épigénétique, qui mesure l'âge biologique des cellules et des tissus, pourrait devenir utile pour tester différentes théories sur le vieillissement biologique *(Amarya, Singh & Sabharwal, 2018)*.

De nombreuses recherches ont été menées aux États-Unis et en Europe pour étudier les modifications de l'ADN humain résultant du processus de vieillissement. Les chercheurs ont découvert que l'horloge épigénétique peut prédire la durée de vie dans différentes ethnies, même en présence de facteurs de risque tels que l'âge, le sexe, le poids, le tabagisme et les antécédents génétiques. En utilisant l'horloge épigénétique, les scientifiques ont pu calculer l'âge du sang et des tissus et déterminer l'espérance de vie. Les modifications de l'ADN sont représentées par le raccourcissement des télomères, la méthylation de l'ADN et la variation du gène *(Wang & Ben, 2020)*.

Les anciennes études physiologiques ont montré qu'il existe des corrélations entre le rôle métabolique, la taille du corps et la longévité (durée de vie). Il a été constaté que les espèces à longue durée de vie sont plus grandes et dépensent moins de calories par gramme de masse corporelle que les espèces plus petites à courte durée de vie. En fait, l'animal naît avec une quantité limitée de matériaux, d'énergie potentielle et de capacités physiologiques, d'où l'idée que l'animal grandit plus vite lorsque les activités biochimiques et le taux métabolique sont plus rapides. Les scientifiques proposent que la restriction calorique (RC) joue un rôle dans le processus de vieillissement et qu'elle retarde le taux métabolique conformément à la consommation d'énergie, allongeant ainsi la durée de vie chez de nombreuses espèces *(Morgunova et al., 2018)*.

Une diminution de la voie de signalisation de l'hormone de croissance / du facteur de croissance analogue à l'insuline (IGF1) a été associée à une longue durée de vie chez diverses espèces. Le mécanisme par lequel la durée de vie augmente n'est pas clair, mais une étude antérieure appliquée à diverses souches de souris a conclu qu'une diminution de la signalisation GH/IGF1 peut affecter positivement la sensibilité à l'insuline et la résistance au stress, ce qui entraîne une protection contre la carcinogenèse *(Chung & Kennedy, 2020)*.

Cependant, dans cette théorie, le processus de vieillissement et la mortalité sont contrôlés par deux facteurs : les facteurs internes et les facteurs externes (maladies et accidents), comme le montre la figure 1. Malgré le fait que le gène puisse rendre son porteur plus fort et plus résistant, il ne peut jamais exclure les effets des facteurs externes (facteurs causant la mort). Les facteurs internes et externes contribuent tous deux au vieillissement *(Sgarbieri & Pacheco, 2017)*.

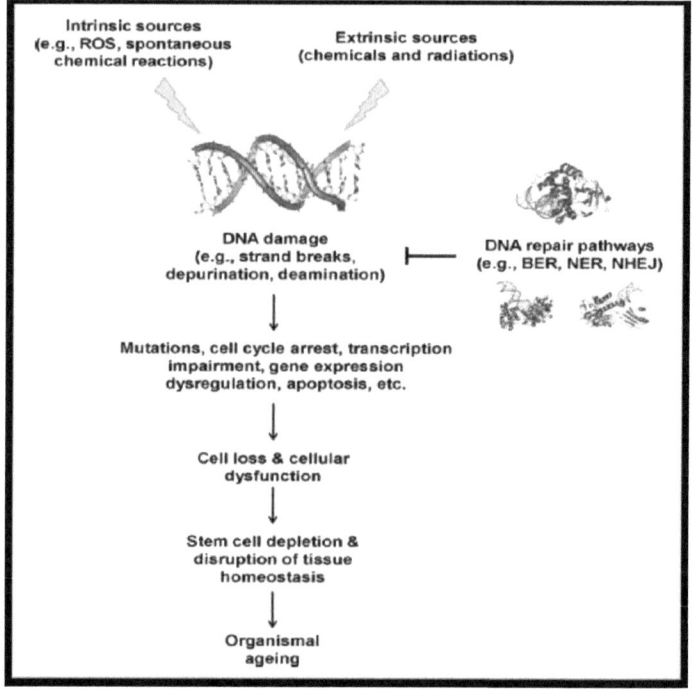

Figure (1) Facteurs du processus de vieillissement

Sgarbieri, V. C. et Pacheco, M. T. (2017) *:* Vieillissement humain en bonne santé : Facteurs intrinsèques et environnementaux. Brazilian Journal of Food Technology, 20(0). doi:10.1590/1981-6723.00717

Facteurs causant des dommages ; la théorie des dommages est la théorie qui repose sur le concept selon lequel les dommages sont causés soit par des sous-produits toxiques normaux du métabolisme et de la fonction cellulaire, soit par une réparation inefficace. Ces différentes formes de dommages s'accumulent tout au long de la vie et entraînent le vieillissement. La défaillance fonctionnelle des systèmes de l'organisme peut résulter d'une accumulation lente et d'un retard dans la réparation des dommages, ce qui peut entraîner la défaillance d'organes vitaux tels que le cœur ou les reins, voire la défaillance de l'ensemble de l'organisme. Une étude antérieure a montré que les erreurs dans la réparation de l'ADN influencent le courant d'information dans les cellules *(Yousefzadeh, et al, 2021)*.

L'erreur dans le processus de transcription de l'ADN entraîne une erreur dans la synthèse des protéines et produit des protéines endommagées. Ces erreurs fréquentes tuent la cellule et provoquent le vieillissement. Les parties endommagées s'accumulent au fil du temps, ce qui entraîne la perte de leur capacité à remplir différentes fonctions, comme la perte de l'activité catalytique avec l'âge. Ces événements entraînent différentes anomalies fonctionnelles et des dysfonctionnements cellulaires qui ne font qu'aggraver les dommages. Dans des études plus récentes, il a été approuvé que ces événements sont plus susceptibles d'être impliqués dans les maladies liées à l'âge *(Chen, et al, 2018)*.

Les facteurs liés aux dommages sont des conditions stressantes et un mode de vie malsain. Les conditions stressantes peuvent entraîner la libération de diverses hormones de stress. Ces hormones sont libérées sous l'effet du stress et entraînent différents effets et problèmes, notamment une augmentation du rythme cardiaque et de la tension artérielle, ainsi que l'apparition d'un diabète sucré. Lorsque les conditions de stress se prolongent, l'hormone cortisol est libérée pour atténuer ces effets, mais elle crée de nombreux autres problèmes de santé, en particulier lorsqu'elle est augmentée de manière chronique. Les conditions stressantes jouent un rôle dans l'accélération du processus de vieillissement. Elles entraînent une accumulation de graisse abdominale qui provoque une inflammation et une résistance à l'insuline *(Sakaniwa et al., 2022)*.

De nombreux facteurs liés au mode de vie, tels que l'exercice, le tabagisme, l'alcool et la restriction calorique, peuvent influer sur la durée de vie en retardant ou même en prévenant certaines maladies liées à l'âge. Il a été constaté qu'une durée de sommeil inférieure à cinq heures par jour peut entraîner de nombreux problèmes liés à l'âge et augmenter le risque de décès par maladies cardiovasculaires *(Mehrsafar et al., 2020)*.

Le vieillissement entraîne de nombreux phénomènes physiologiques au niveau des cellules et des tissus. Ces phénomènes physiologiques sont généralement représentés par une diminution du nombre de cellules, une détérioration des protéines des tissus, une atrophie des cellules et des tissus, une diminution de l'activité et du taux métaboliques, une diminution des fluides corporels ainsi qu'une détérioration du métabolisme de certains ions. Tous les changements qui se produisent en raison des processus de vieillissement affectent définitivement les fonctions de tous les systèmes de l'organisme, même si l'effet peut se produire à un rythme différent *(Amarya, Singh & Sabharwal, 2018).*

Dans l'atrophie, le rétrécissement des cellules est un phénomène de détérioration au cours du vieillissement ; si suffisamment de cellules diminuent de taille, l'organe entier s'atrophie. Ce changement se produit après un âge normal dans tous les tissus et organes tels que les seins et les ovaires. Les os deviennent plus minces et plus susceptibles de se briser en cas de traumatisme mineur. La cause de l'atrophie est inconnue, mais il est probable qu'elle soit due à une utilisation réduite, à une diminution de la charge de travail, à une diminution de l'apport sanguin ou de la nutrition de la cellule et à une diminution de la stimulation par les nerfs et les hormones. On parle d'hypertrophie lorsque les cellules grossissent. Elle est causée par une augmentation des protéines dans la membrane et les structures cellulaires, mais pas par une augmentation de la quantité de fluides. Avec l'âge, lorsque certaines cellules s'atrophient, d'autres peuvent s'hypertrophier pour compenser la réduction de la masse cellulaire *(Marzuca-Nassr, et al, 2020).*

L'hyperplasie est l'augmentation du nombre de cellules, due à une augmentation du taux de division cellulaire. L'hyperplasie se produit pour compenser la réduction des cellules et permet à certains tissus et organes de s'agrandir, comme la peau, le foie et la moelle osseuse. Par exemple, le foie peut remplacer jusqu'à 70 % de sa structure dans les deux semaines qui suivent une blessure. La dysplasie est le fait que la taille, la forme et l'organisation des cellules deviennent anormales. La dysplasie est fréquente dans les cellules du col de l'utérus et de la muqueuse des voies respiratoires. La néoplasie est la formation d'une tumeur, qu'elle soit maligne ou bénigne. Les cellules néoplasiques se divisent et se reproduisent rapidement et peuvent avoir des formes inhabituelles et donc des fonctions anormales *(Kyoda et al., 2019)*.

Effet du vieillissement sur le système squelettique

Les modifications osseuses sont l'un des effets les plus importants de l'âge sur le corps. La qualité et la quantité de la matrice osseuse sont influencées par l'âge, de sorte que la matrice osseuse devient moins résistante et moins flexible que la matrice osseuse d'un jeune adulte. En outre, la dégradation de la matrice par les ostéoclastes se produit à un rythme plus rapide que la formation de la matrice par les ostéoblastes. Le changement le plus important dans l'os est la perte de calcium, qui est due à la perturbation de la régulation du niveau de Ca^{2+} par les hormones. L'os spongieux est absent car les trabécules deviennent faibles et minces. L'os compact commence à perdre de son volume vers l'âge de 40 ans *(Salman, 2020)*.

Le taux de perte augmente avec l'âge. Un autre facteur qui peut contribuer à la perte osseuse est le ralentissement de la synthèse des protéines, qui affecte les fibres de collagène qui donnent à l'os sa solidité et sa flexibilité. En général, l'os de l'homme est plus solide que celui de la femme, en raison de l'effet de l'hormone testostérone qui rend l'os plus dense. En outre, la perte osseuse est plus importante chez les femmes que chez les hommes. Chez les femmes, la perte de calcium osseux commence vers l'âge de 30 ans et augmente avec l'âge pour atteindre 30 % de la perte de calcium osseux *(Barrett & Gumber, 2018)*.

En revanche, chez les hommes, la perte de calcium commence dès l'âge de 60 ans. La perte osseuse augmente le risque de fracture chez les personnes âgées. Ces changements provoquent des douleurs, des raideurs et des déformations. La taille peut diminuer et la colonne vertébrale se courber davantage. La perte osseuse rend les personnes âgées sujettes à la perte de dents. On pense que tous ces changements sont dus à des modifications de l'équilibre hormonal et du niveau d'activité *(Distefano & Goodpaster, 2017)*.

Avec l'âge, le cartilage s'amincit et s'use. Cela affecte les mouvements, les rend douloureux et moins flexibles. Le cartilage costal se calcifie, ce qui entraîne une restriction de la respiration. Le fibrocartilage - les cartilages qui amortissent les vertèbres - subit une perte d'eau et de cellules après l'âge de 40 ans, ce qui entraîne une diminution du niveau d'amortissement *(Azzolino et al., 2021)*.

Les cartilages influencés provoquent de nombreux changements dans les articulations et les articulations synoviales d'une manière qui peut créer des difficultés et des problèmes pour les personnes âgées. En plus de la diminution du liquide synovial, des fibres élastiques et de collagène qui sont responsables de l'élasticité et de la flexibilité des tissus, l'amplitude de la mobilité diminue en raison du raccourcissement et de la réduction de la flexibilité des ligaments. L'amplitude de la mobilité diminue en raison du raccourcissement et de la réduction de la flexibilité des ligaments et des tendons. En outre, la diminution des activités des personnes âgées entraîne une réduction supplémentaire de la souplesse des articulations et une limitation des mouvements *(Levitin, 2020)*.

La masse des muscles squelettiques diminue avec l'âge. Il a été rapporté que le déclin de la masse musculaire tout au long de la vie est de 0,37% par an chez la femme et de 0,47% par an chez l'homme. Ce pourcentage de perte musculaire augmente lorsque les personnes atteignent l'âge de 75 ans dans les deux sexes. Il a également été constaté que l'atrophie des muscles squelettiques s'accélère en l'absence d'activités physiques et que la perte musculaire s'accompagne généralement d'une diminution de la force, ce qui peut accroître le risque de déficience physique et de troubles ultérieurs *(Xu & Van Remmen, 2021)*.

Au niveau myocellulaire, les études ont montré une réduction significative de la taille des fibres musculaires. Cette réduction dépend du type de fibres musculaires : les fibres de type II deviennent plus petites dans une proportion de 10 à 40 % par rapport aux jeunes, tandis que les fibres de type I ne sont pas affectées par l'âge. Le nombre total de fibres musculaires diminue également. Cette observation suggère que l'atrophie musculaire avec l'âge pourrait être due à la perte de fibres musculaires. La principale raison de la perte de muscle squelettique est attribuée au déséquilibre entre la synthèse et la dégradation des protéines du muscle *(Barrett & Gumber, 2018)*.

La fonction contractile et le couplage excitation-contraction subissent des modifications. Ces changements sont représentés par une réduction de la force par unité de surface au niveau du muscle squelettique. La modification de la capacité à générer de la force est attribuée à la modification du processus de couplage excitation-contraction (E-CC) du muscle. Ce processus participe aux événements physiologiques qui transforment le signal neuronal en contraction musculaire, puis en initiation de la force. La modification des fibres élastiques est un autre facteur qui contribue à la modification des propriétés du E-CC *(Carlson, 2022)*.

En fait, la dégénérescence des processus anatomiques et physiologiques qui régissent ces systèmes entraîne une diminution des performances musculaires. Ces systèmes sont tous influencés par le style de vie, des facteurs biologiques et psychologiques - les activités physiques et les habitudes alimentaires sont des agents essentiels du style de vie. Les facteurs biologiques comprennent : la génétique, les hormones, les processus inflammatoires et les facteurs psychologiques comprenant : le stress, la peur, la solitude et l'auto-efficacité ont un effet direct ou indirect sur les fonctions des muscles squelettiques *(Salman, 2020)*.

L'arthrose est une cause majeure de douleurs articulaires sévères, d'incapacité physique et d'altération de la qualité de vie dans la population vieillissante des pays développés et en voie de développement. Les os, les cartilages et les muscles sont étroitement liés et leur fonctionnalité est affectée de manière concomitante avec le vieillissement. La coexistence chez les personnes âgées de l'arthrose et de la sarcopénie, en particulier dans le contexte des fractures, leur origine multifactorielle et leur effet délétère sur la qualité de vie ont été largement rapportés *(Jeanmaire et al., 2018)*.

L'augmentation du catabolisme de la matrice extracellulaire (MEC) du cartilage articulaire est un facteur clé dans le développement et la progression de l'arthrose. Les mécanismes moléculaires conduisant à une altération du renouvellement de la matrice n'ont pas été entièrement élucidés, mais la sénescence cellulaire, l'expression accrue de médiateurs inflammatoires ainsi que le stress oxydatif, associés à un potentiel de régénération intrinsèquement limité du tissu, sont autant de facteurs importants contribuant au développement de l'arthrose. Tous ces facteurs sont liés au vieillissement et tendent à être maximisés par celui-ci *(Rahmati et al., 2017)*.

Les facteurs liés à l'âge qui contribuent au développement de l'arthrose comprennent la réduction de la masse musculaire et l'augmentation de la masse grasse qui modifient la charge articulaire et sont associées à une augmentation de la production d'adipokines et de cytokines, entraînant une inflammation systémique de bas grade. Les modifications de la matrice extracellulaire, notamment l'accumulation de produits finaux de glycation avancée, la réduction de la taille de l'agrécane, la réduction de l'hydratation et l'augmentation du clivage du collagène, altèrent les propriétés mécaniques du cartilage et le rendent plus sensible à la dégénérescence *(Jiang et al., 2021)*.

En outre, la rupture de la matrice extracellulaire et la densité cellulaire réduite dans le ménisque et les ligaments favorisent la dégénérescence et peuvent potentiellement altérer la mécanique articulaire, l'altération de la fonction de l'os sous-chondral en raison du nombre réduit d'ostéocytes et de l'altération de la composition minérale et le dysfonctionnement mitochondrial, le stress oxydatif et la réduction de l'autophagie dans les chondrocytes altèrent leur fonction, favorisant les processus cataboliques et la mort cellulaire au détriment des processus anaboliques *(Greco et al, 2019)*.

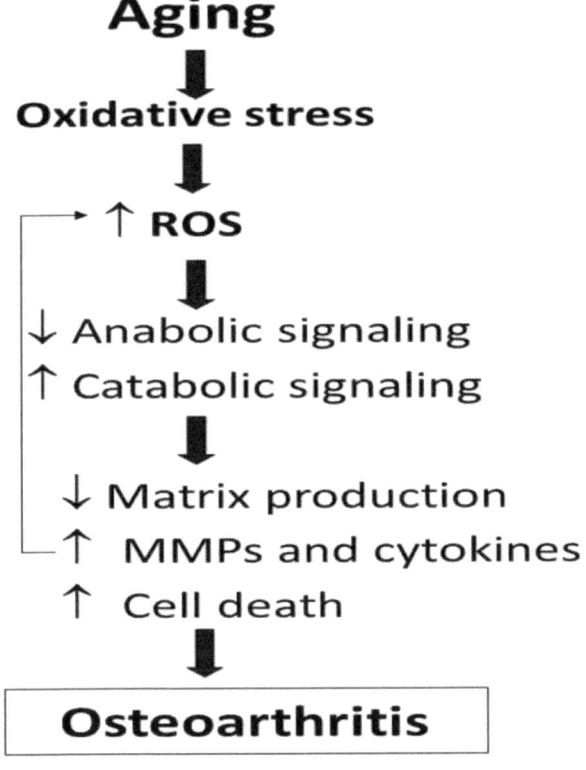

Figure (2) Facteurs liés à l'âge qui contribuent à l'arthrose

To, B., Ratneswaran, A., Kerr, G., & Beier, F. (2019) : Étude du rôle du récepteur nucléaire activé par les proliférateurs delta (PPARδ) dans les modèles de vieillissement et de métabolisme de l'arthrose. *Osteoarthritis and Cartilage, 27*, S95. doi:10.1016/j.joca.2019.02.137.

Différences entre le vieillissement normal des articulations et l'arthrose : lors du vieillissement normal des articulations, le cartilage articulaire reste intact mais perd de l'épaisseur et présente une teneur réduite en glycosaminoglycanes (GAG). Avec l'arthrose, la fibrillation de la surface du cartilage se produit dans des zones focales et peut être associée à une perte complète de la coloration des GAG. La réticulation non enzymatique du collagène par les produits finaux de la glycation avancée (AGE) augmente dans le cartilage avec l'âge. Un modèle murin d'arthrose induite par une blessure a démontré que la réticulation du collagène se produit par un mécanisme distinct impliquant la lysyl oxydase *(Cornelissen et al., 2020)*.

La densité des chondrocytes dans le cartilage diminue avec l'âge, mais des " grappes " de chondrocytes apparaissent au cours du développement de l'arthrose près des sites de lésions tissulaires et peuvent indiquer une tentative de réparation ou une altération des signaux cellulaires. Les chondrocytes âgés présentent des niveaux réduits d'expression et de synthèse des gènes de la matrice extracellulaire, alors que pendant l'arthrose, les chondrocytes deviennent très actifs avec des augmentations à la fois des processus anaboliques, par exemple la synthèse de la matrice, et des voies cataboliques, par exemple celles induites par les cytokines inflammatoires *(Biver et al., 2019)*.

L'inflammation et l'hypertrophie synoviales se produisent dans l'arthrose mais n'ont pas été décrites dans le vieillissement normal des articulations, la masse et la densité osseuses diminuent avec le vieillissement, alors qu'un épaississement de l'os sous-chondral est observé chez les patients atteints d'arthrose, et neuf marques cellulaires et moléculaires du vieillissement ont été proposées pour mettre en évidence les causes sous-jacentes des dysfonctionnements liés à l'âge *(Rezuş et al., 2019)*.

Chapitre II : L'arthrose du genou

Anatomie du genou, il est très important que l'infirmière examine l'anatomie du genou pour comprendre quels sont les problèmes dans la structure et comment ces problèmes peuvent être gérés pour résoudre les problèmes et prévenir l'apparition des complications *(Burns, 2018)*.

Le genou est la plus grande articulation du corps. Il s'agit d'une articulation synoviale composée de l'articulation tibio-fémorale et de l'articulation fémoro-patellaire. Il s'agit avant tout d'une articulation charnière qui permet la flexion et l'extension ainsi que divers autres mouvements. Elle relie le bas de la jambe et la cuisse de manière bilatérale et constitue un élément essentiel de l'efficacité des mouvements bipèdes tels que la marche, la course et le saut. La fonction anatomique et la stabilité du genou dépendent des muscles, des os, des ligaments, du cartilage, du tissu synovial, du liquide synovial et d'autres tissus conjonctifs *(Ahn et al., 2019)*.

Les quatre principaux ligaments stabilisateurs du genou sont le ligament croisé antérieur (LCA), le ligament croisé postérieur (LCP), le ligament latéral interne (LLI) et le ligament latéral externe (LLI). Le LCA s'attache au condyle latéral du fémur et à l'éminence intercondyloïde du tibia et a pour fonction d'empêcher la translation antérieure du tibia sur le fémur. Le LCP s'attache au condyle médial du fémur et à la zone intercondylaire postérieure du tibia et a pour fonction d'empêcher le déplacement vers l'avant du fémur sur le tibia *(Lynch et al., 2021)*.

Le LMC s'attache à l'épicondyle médial du fémur et au condyle médial du tibia et a pour fonction d'empêcher les contraintes en valgus sur le genou. Le LCL s'attache à l'épicondyle latéral du fémur et à la tête du péroné et a pour fonction d'empêcher les contraintes en varus sur le genou. Les ménisques médial et latéral sont deux structures fibrocartilagineuses distinctes situées entre les surfaces articulaires du tibia et du fémur. Ils servent d'amortisseurs, de stabilisateurs statiques et de réducteurs de friction pendant l'articulation. Les structures osseuses du genou comprennent l'extrémité distale du fémur, l'extrémité proximale du tibia et la rotule *(Pinskerova & Vavrik, 2020)*.

La rotule est le plus grand os sésamoïde du corps et sert de point d'attache au tendon du quadriceps et au ligament rotulien. Elle protège également la surface articulaire antérieure de la partie fémorale du genou. Le genou contient de multiples bourses qui servent à réduire les frottements entre les structures du genou. Les bourses sont de petits sacs constitués de membranes synoviales et contenant du liquide synovial. Plusieurs des structures mentionnées ci-dessus font partie de la capsule articulaire, qui sert à stabiliser davantage le genou et contient du liquide synovial. Le liquide synovial est produit par les membranes synoviales et sert à réduire la friction entre les surfaces articulaires du genou *(Blakeney et al., 2018)*.

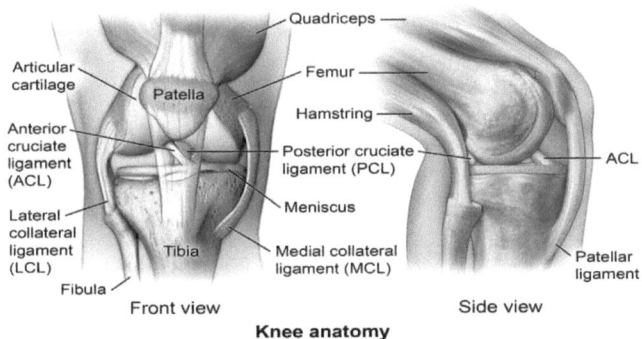

Figure (3) Anatomie du genou

Cheng, C. et Woo, S. L. (2020) : Frontiers in orthopaedic biomechanics. Springer Nature, pp : 189-193.

Os

Les condyles fémoraux étant ronds alors que le plateau tibial est relativement plat, la conformité est renforcée par les ménisques qui les séparent. En vue sagittale, la partie antérieure du tibia est généralement plus haute que sa partie postérieure. La pente postérieure du tibia varie de 3°à 14°et est plus forte chez les femmes que chez les hommes. De plus, en vue coronale, le plateau tibial est orienté vers le haut dans une direction médiane à latérale. La pente tibiale coronale varie de 1°à 6°et est moins prononcée chez les femmes. En outre, il existe généralement un angle de valgisation de 7 à 10°entre le tibia et le fémur. Le condyle médial du fémur distal se projette plus loin que le condyle latéral *(Cheng & Woo, 2020)*.

Cartilage hyalin

Le cartilage hyalin de l'articulation du genou est une couche de tissu élastique qui recouvre les surfaces de contact des os le long desquels l'articulation se déplace. Le cartilage hyalin est principalement composé d'une matrice de protéoglycanes et de collagène traversée par de l'eau interstitielle. Cette couche de cartilage remplit de nombreuses fonctions, notamment celle de fournir une surface lisse pour le mouvement de l'articulation, d'amortir les charges de compression et de protéger l'os sous-jacent *(Glenn, 2019)*.

Avec une épaisseur comprise entre 1,69 et 2,55 mm, le cartilage hyalin du genou est nettement plus épais que celui de la hanche (environ 1,35-5,00 mm) et que celui de la cheville (environ 1,00-1,62 mm). Les ménisques en forme de croissant sont des structures fibrocartilagineuses situées entre la surface de contact de l'articulation tibio-fémorale, comblant l'espace entre le fémur et le tibia *(Lynch et al., 2021)*.

Ligaments

Les quatre principaux ligaments des articulations tibio-fémorales sont les ligaments croisés antérieur et postérieur (LCA et LCP) et les ligaments collatéraux médial et latéral (LMC et LCL). Le LCA et le LCP sont des ligaments intra-articulaires, tandis que le MCL et le

LCL sont extra-articulaires. Les insertions osseuses du LCA sont situées sur la face postérieure médiane du condyle fémoral latéral et sur la face antérieure du plateau tibial. Les deux sites d'insertion ont une section transversale considérablement plus grande que la partie médiane du ligament *(Pinskerova & Vavrik, 2020)*.

Le mouvement de flexion de l'articulation du genou peut être divisé en trois phases fonctionnelles, comprenant l'arc d'entrée de vis, l'arc actif fonctionnel et l'arc de flexion passif. La première phase est définie pour représenter l'activité articulaire par des flexions articulaires de 0° à 20° pendant lesquelles les mouvements articulaires sont principalement déterminés par la morphologie du plateau tibial et des condyles fémoraux. La deuxième phase représente l'activité articulaire de 20° à 120° de flexion pendant laquelle il y a peu de rotation axiale du tibia. La dernière phase est définie comme une flexion articulaire de plus de 120° pendant cette phase, le condyle fémoral médial se déplace proximalement en raison de son contact avec la section postérieure du ménisque médial *(Blakeney et al., 2018)*.

Au cours de la marche normale, le genou présente un angle de flexion de 0 à 10° au moment de la pose du talon, puis une flexion de 15 à 20° à 15-20 % du cycle de marche. Il est suivi d'une extension pendant 20 à 40 % du cycle de marche, puis d'une flexion d'environ 60° dans la phase d'élan. Le genou subit une rotation interne-externe allant jusqu'à 5° et une rotation varus-valgus allant jusqu'à 4°, combinées à une translation médio-latérale allant jusqu'à 12 mm, une translation proximo-distale allant jusqu'à 14 mm et une translation tibiale antéro-postérieure allant jusqu'à 7 mm. Lorsque le genou est fléchi, le condyle médial du fémur a peu de mouvement antéro-postérieur mais le condyle latéral roule vers l'arrière sur le tibia, ce qui entraîne une rotation tibiale interne couplée *(Cheng & Woo, 2020)*.

L'arthrose est considérée comme le type d'arthrite le plus courant et la maladie articulaire la plus répandue chez les adultes. Elle se manifeste le plus souvent au niveau des mains, des hanches et des genoux. Le cartilage de l'articulation commence à se dégrader et l'os sous-jacent à se modifier. Ces changements se développent lentement, s'aggravent avec le temps et provoquent des douleurs, des raideurs et des gonflements. En raison de la douleur extrême dans l'articulation causée par l'arthrose, les patients souffrent d'un handicap important dans leur vie quotidienne *(Conrozier & Lohse, 2022)*.

Compte tenu de sa complexité, l'initiation, la progression et la gravité de l'arthrose dépendent d'une pléthore de facteurs. En outre, l'arthrose ne progresse pas à la même vitesse chez tous les individus. À l'interface cartilage-os, une relation inverse entre les modifications de l'os sous-chondral et la dégénérescence du cartilage articulaire a été rapportée. Plus l'os sous-chondral s'épaissit, plus la dégénérescence du cartilage est importante. Les premiers changements pathologiques de l'arthrose sont généralement observés à la surface du cartilage articulaire, la fibrillation se produisant dans des régions focales soumises à une charge maximale *(Kolasinski et al., 2020)*.

La prolifération des chondrocytes, le seul type de cellule présent dans le cartilage, s'accélère considérablement en réponse à la perte de matrice. Certains chondrocytes subissent un changement phénotypique et deviennent des chondrocytes hypertrophiques, semblables aux cellules présentes dans les zones hypertrophiques de la plaque de croissance. Au fur et à mesure que l'arthrose progresse, une dégradation et une perte importantes de la matrice se produisent en raison de la production continue de protéases sous l'effet de cytokines pro-inflammatoires, qui stimulent les chondrocytes à produire davantage de cytokines et de protéases de manière autocrine et paracrine. Lorsque des dommages importants sont causés à la matrice, des zones de la matrice dépourvues de cellules peuvent être observées en raison de l'apoptose des chondrocytes *(McCarty et al., 2018)*.

Les modifications osseuses de l'arthrose comprennent la sclérose sous-chondrale due à une production accrue de collagène, avec la formation d'ostéophytes et de kystes osseux à des stades plus avancés. Les ostéophytes ont été décrits comme des excroissances osseuses et cartilagineuses se produisant au niveau de l'articulation. La direction de la croissance des ostéophytes est sensible à la taille et au rétrécissement local du cartilage, sauf pour le tibia latéral et la rotule médiale. Des facteurs biomécaniques favorisent le développement des ostéophytes. La plupart des patients souffrant d'arthrose symptomatique présentent une inflammation et une hypertrophie de la synovie. Cependant, l'inflammation de la synovite n'est pas le facteur déclenchant de l'arthrose primaire, mais contribue à la progression de la douleur et de la maladie *(Wang et al., 2018)*.

Les médiateurs inflammatoires, tels que les cytokines, sont les éléments clés de la plupart des processus inflammatoires. Par conséquent, une multitude de cytokines ont été associées à la pathogenèse de l'arthrose. Chez les patients atteints d'arthrose, l'homéostasie de la matrice cartilagineuse est perturbée par des cytokines et des chimiokines pro-inflammatoires. L'étude des cytokines et des chimiokines impliquées dans la progression de l'arthrose a révélé l'augmentation des IL-1, IL-6 et IL-8. Ces cytokines agissent à la fois comme des agents autocrines et paracrines, pour stimuler la production collective de protéases, d'oxyde nitrique (NO) et d'eicosanoïdes tels que les prostaglandines et les leucotriènes par les macrophages et les chondrocytes *(Chow & Chin, 2020)*.

Par la suite, l'action de ces médiateurs inflammatoires dans le cartilage entraîne l'induction des voies cataboliques, l'inhibition de la synthèse de la matrice et la promotion de l'apoptose cellulaire. L'apoptose cellulaire, en particulier dans les chondrocytes, est due à l'inhibition de l'autophagie par les cytokines pro-inflammatoires. La production d'IL-1 par les chondrocytes stimulés induit à son tour la synthèse de MMP, à savoir MMP-1, MMP-3 et MMP-13 *(Ruszymah et al., 2019)*.

Ce phénomène s'accompagne d'une amplification des cytokines pro-inflammatoires telles que le TNF-α, l'IL-6 et la chimiokine IL-8, qui amplifie les effets de dégradation de la matrice cartilagineuse dans la cascade catabolique, renforçant encore la destruction des chondrocytes articulaires. Il a également été proposé que l'IL-1 contribue au déclin de la matrice cartilagineuse en inhibant la synthèse de composants clés de la MEC, tels que les protéoglycanes, l'aggrécan et le collagène de type II *(Conrozier & Lohse, 2022)*.

Étiologie et facteurs de risque de l'arthrose

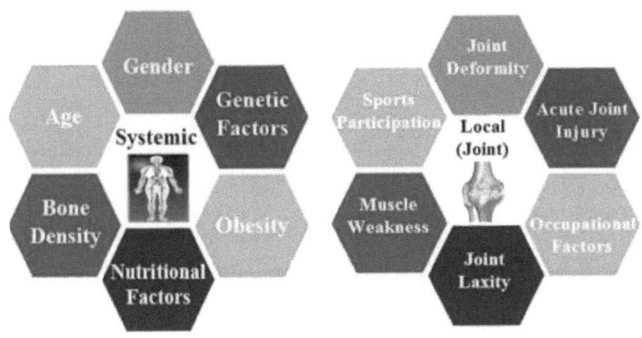

Figure (4) Étiologie et facteurs de risque de l'arthrose

Abdel-Aziz, M. A., Ahmed, H. M., El-Nekeety, A. A. et Abdel-Wahhab, M. A. (2021) : Complications de l'arthrose et approches thérapeutiques récentes. *Inflammopharmacology*, *29*(6), 1653-1667. doi:10.1007/s10787-021-00888-7

L'étiologie de l'arthrose est multifactorielle : vieillissement, lésions et traumatismes articulaires, obésité, génétique, facteurs anatomiques, démographie et axe intestin-articulation. L'arthrose est plus fréquente chez les personnes âgées. Le vieillissement entraîne des changements dans les tissus articulaires, ce qui rend l'articulation de plus en plus sensible au développement et à la progression de l'arthrose au fil du temps. La modification des propriétés mécaniques du cartilage, influencée par le réarrangement de la matrice extracellulaire (MEC), l'accumulation de produits finaux de glycation avancée (AGE), la diminution de la taille de l'agrécane, la diminution de l'hydratation et l'augmentation du clivage du collagène, conduit à une susceptibilité accrue à la dégénérescence *(Heikal et al., 2019)*.

Lésions et traumatismes articulaires ; le cartilage articulaire est capable de supporter le stress répétitif. Cependant, il reste sensible aux traumatismes qui peuvent endommager le cartilage et l'os sous-chondral. Ces lésions, ainsi que les fractures intra-articulaires, peuvent augmenter le risque de progression de l'arthrose. Les changements pathologiques sont souvent évidents dans les 10 ans qui suivent le traumatisme, le délai d'apparition dépendant dans une certaine mesure de l'âge du patient au moment du traumatisme. La présence de médiateurs inflammatoires élevés chez l'hôte, notamment l'interleukine 6 (IL-6) et le facteur de nécrose tumorale alpha (TNF-α), et la dégradation du collagène et du protéoglycane après des blessures impliquant l'articulation déclenchent le processus de l'arthrose *(Zheng, et al, 2019)*.

L'obésité a un effet direct et indirect sur l'arthrose. L'augmentation du poids corporel, indiquée par un indice de masse corporelle (IMC) élevé chez les patients obèses, entraîne une surcharge et une lésion significatives de l'articulation portante. En outre, un IMC élevé entraîne également des anomalies métaboliques indiquées par la production de leptine et d'adiponectine par les adipocytes dans le tissu adipeux, qui ont été associées à des effets directs sur les tissus articulaires qui favorisent le développement de l'arthrose. Les cytokines pro-inflammatoires produites par les macrophages, à savoir l'IL-6 et le TNF-α, ont été impliquées dans la promotion de l'état pro-inflammatoire au cours de l'arthrose *(To, et al, 2019)*.

Les formes héréditaires d'arthrose dues à certaines mutations peu communes du collagène de type II, IX ou XI, des collagènes courants présents dans le cartilage articulaire, entraînent une arthrose prématurée qui peut commencer dès l'adolescence, provoquant une forme d'arthrite sévère et destructrice qui influe sur diverses articulations. Cependant, les preuves établissant un lien entre les facteurs génétiques et l'arthrose des articulations des membres inférieurs, comme le genou ou la hanche, sont moins concluantes que pour l'arthrose des mains *(Anan et al., 2019)*.

La forme de l'articulation peut influencer le développement de l'arthrose. L'alignement des membres inférieurs est un facteur anatomique important associé à l'arthrose du genou. En outre, d'autres facteurs peuvent augmenter le risque de développement et de progression de l'arthrose du genou, notamment une différence de longueur de jambe de ≥1 cm, des déformations en varus et en valgus et une déchirure du ligament croisé. Les personnes présentant un alignement en varus (jambes arquées) ou en valgus présentent un risque accru d'arthrose tibio-fémorale *(Ruszymah et al., 2019)*.

Les femmes ont un risque plus élevé de développer une arthrose. Le taux d'incidence de l'arthrose chez les femmes âgées de ≥65 ans est de 68 %, contre 58 % chez les hommes âgés de ≥65 ans. Le lien étroit entre l'arthrose et l'âge pourrait expliquer pourquoi l'arthrose est plus fréquente chez les femmes ménopausées. Les femmes ménopausées sont plus susceptibles de souffrir d'arthrite du genou en raison de l'augmentation des taux de calcitonine et de la résorption osseuse.

Toutefois, certains éléments indiquent que la perte d'œstrogènes pourrait être un facteur contributif *(Wei, et al, 2020)*.

Le lien entre la dysbiose intestinale et l'arthrose a été établi lorsque des altérations quantitatives et qualitatives du microbiote intestinal (MGI) ont entraîné une inflammation systémique durable, de faible intensité et chronique, qui s'est ensuite manifestée par l'arthrose. En l'absence de perturbation, le microbiote intestinal remplit plusieurs fonctions telles que l'absorption des nutriments, le maintien de l'homéostasie métabolique, la protection contre les infections et le développement de l'immunité systémique et des muqueuses. En cas de dysbiose intestinale, la perturbation du GM entraîne une perturbation de la réponse immunitaire et du métabolisme de l'hôte. Ensemble, ces perturbations ont exacerbé la physiopathologie de l'arthrose *(Biver et al., 2019)*.

Signes et symptômes de l'arthrose

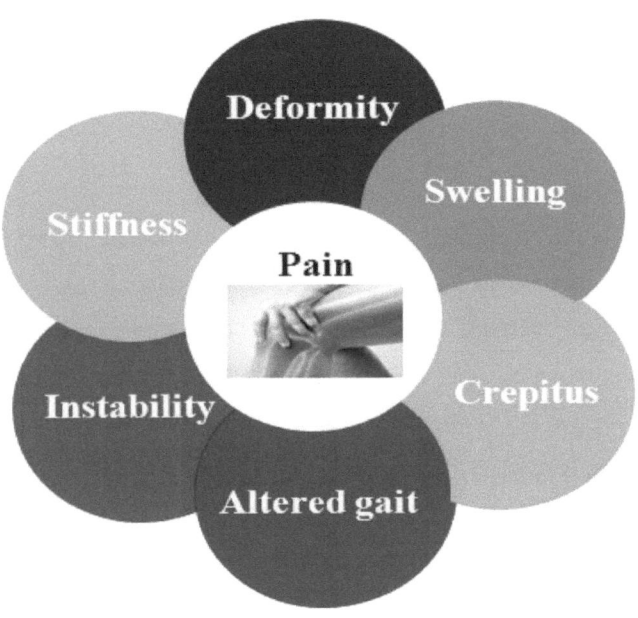

Figure (5) Signes et symptômes de l'arthrose

Abdel-Aziz, M. A., Ahmed, H. M., El-Nekeety, A. A. et Abdel-Wahhab, M. A. (2021) : Complications de l'arthrose et approches thérapeutiques récentes. *Inflammopharmacology*, 29(6), 1653-1667. doi:10.1007/s10787-021-00888-7

Les principaux symptômes de l'arthrose sont la douleur, la raideur articulaire, l'altération de l'articulation, la crépitation, l'instabilité de la démarche et la réduction de l'amplitude des mouvements. Lors de la présentation clinique, l'indicateur le plus précoce et le plus courant de la progression de l'arthrose est la douleur chronique dans l'articulation du genou. Bien qu'elles ne soient pas complètement comprises, les hypothèses sur l'origine de la douleur incluent les fibres nociceptrices et les mécanorécepteurs de l'os sous-chondral et de la cavité synoviale. Il a été suggéré que des concentrations accrues d'acides aminés excitateurs (AAE), en particulier de glutamate, libérées par les neurones sensoriels de la moelle épinière conduisent à l'hyperalgésie et à la douleur dans la région influencée *(Fu, Robbins & McDougall, 2017)*.

On suppose également que l'origine de la douleur est due au frottement des os lorsque le cartilage n'est plus en mesure de maintenir la distance normale entre deux os. Appelé rétrécissement de l'interligne articulaire, il est indiqué par la perte de cartilage radiotransparent et l'apparition d'un blanchiment de l'os sous-chondral à la radiographie simple. Outre le rétrécissement de l'interligne articulaire, les causes mécaniques précises de la douleur dans l'arthrose comprennent la croissance des ostéophytes avec étirement du périoste, l'augmentation de la pression intra-osseuse, les microfractures sous-chondrales, les lésions ligamentaires, la tension capsulaire, les lésions méniscales et la synovite *(Wood et al., 2022)*.

Stades de la douleur dans l'arthrose, stade précoce douleur vive et prévisible, normalement provoquée par une lésion mécanique qui limite parfois les activités à fort impact, l'effet sur la fonction pouvant être insignifiant. Stade intermédiaire (léger-modéré) : douleur plus fréquente accompagnée d'épisodes imprévisibles de raideur. La douleur commence à entraver les activités de la vie quotidienne. Stade avancé : douleur lancinante constante, entrecoupée de brefs épisodes de douleurs intenses et atroces, le plus souvent imprévisibles, qui entravent gravement les fonctions *(Vincent, 2020)*.

La raideur articulaire est un symptôme typique de l'arthrose. La raideur articulaire peut se traduire par une difficulté ou une gêne lors des mouvements en raison de l'inflexibilité perçue de l'articulation. Le déficit en phospholipides tensioactifs (SAPL), le surfactant synovial, joue un rôle prépondérant dans la raideur articulaire. La raideur est généralement observable dès la première partie de la journée, mais elle peut également se manifester plus tard dans la journée, en particulier après des périodes d'inactivité. Chez les patients atteints d'arthrose, la raideur matinale et la raideur liée à l'inactivité s'améliorent et disparaissent rapidement, mais la douleur articulaire s'exacerbe progressivement en cas d'utilisation fréquente *(Gustafson et al., 2019)*.

L'arthrose entraîne un élargissement et un gonflement de l'os, qui peut parfois être visible à la fois dans les petites articulations, telles que les articulations interphalangiennes, et dans les grandes articulations, telles que le genou. Le gonflement de l'os est dû à de nombreux changements pathologiques qui se produisent au cours de l'arthrose. Parmi ces changements figurent l'œdème des tissus mous, le blocage de la circulation sanguine, les chondrocytes endommagés, l'augmentation de la densité osseuse et la formation de modifications kystiques *(Chen, et al, 2017)*.

Ensemble, ces changements pathologiques déclenchent un remodelage osseux, entraînant une variété de conséquences telles que l'ostéophytose marginale, la subluxation articulaire, l'épaississement capsulaire, l'hyperplasie synoviale et l'épanchement synovial. Combinées, ces modifications de la structure osseuse contribuent à réduire l'amplitude des mouvements actifs et passifs des patients. Dans les cas graves, l'absence de mouvement peut entraîner une déformation fixe en flexion au niveau des grosses articulations telles que les genoux, les hanches ou les coudes *(Vinatier et al., 2018)*.

Diagnostic de l'arthrose

L'imagerie peut être utilisée pour évaluer la présence et la gravité de l'arthrose. La radiographie conventionnelle est la modalité d'imagerie la plus utilisée dans l'arthrose et permet de détecter les caractéristiques de l'arthrose, notamment les ostéophytes marginaux, le rétrécissement de l'interligne articulaire, la sclérose sous-chondrale et les kystes. Les radiographies peuvent également être utilisées pour mesurer le rétrécissement de l'interligne articulaire, qui est parfois utilisé comme mesure de substitution de la perte de cartilage. Cependant, les changements radiographiques dans l'arthrose sont peu sensibles, en particulier au début de la maladie *(Sakellariou et al., 2017)*.

L'imagerie par résonance magnétique (IRM) n'est pas nécessaire pour la plupart des patients présentant des symptômes évocateurs d'arthrose et/ou des caractéristiques radiographiques typiques. Cependant, l'IRM peut identifier l'arthrose à des stades plus précoces de la maladie, avant que les changements radiographiques ne deviennent apparents. Ces changements comprennent des défauts du cartilage et des lésions de la moelle osseuse. L'IRM peut également être utilisée pour évaluer la pathologie dans d'autres structures de l'articulation non visualisées par la radiographie, telles que les épanchements, la synovie et les ligaments *(Munjal et al., 2019)*.

L'échographie est une autre modalité d'imagerie qui permet d'identifier les changements structurels associés à l'arthrose et est utile pour détecter l'inflammation synoviale, l'épanchement et l'ostéophytose. Les limites de l'échographie sont qu'elle est dépendante de l'opération et qu'elle ne peut pas être utilisée pour évaluer les structures articulaires plus profondes et l'os sous-chondral. Le liquide synovial des articulations arthrosiques est généralement non inflammatoire ou légèrement inflammatoire avec moins de 2000 globules blancs/mm, principalement des cellules mononucléaires. L'épanchement inflammatoire dans l'arthrose peut se produire en présence de cristaux de pyrophosphate de calcium. Les cristaux de pyrophosphate de calcium peuvent être présents chez 30 à 60 % des patients atteints d'arthrose non sélectionnés *(Almhdie et al., 2021)*.

Les complications possibles de l'arthrose sont les suivantes : dégradation rapide et complète du cartilage entraînant la formation de tissu lâche dans l'articulation (chondrolyse), mort osseuse (ostéonécrose), fractures de stress (fissure capillaire dans l'os qui se développe progressivement en réponse à une blessure ou à un stress répété), saignement à l'intérieur de l'articulation, infection dans l'articulation, détérioration ou rupture des tendons et des ligaments autour de l'articulation, entraînant une perte de stabilité et un pincement du nerf dans le cas de l'arthrose de la colonne vertébrale *(Cheng & Woo, 2020)*.

Prévention de l'arthrose

La prévention primaire de l'arthrose serait plus efficace dans une population à haut risque exempte d'arthrose structurelle et clinique, en ciblant les facteurs de risque modifiables sur une période prolongée. Pour prévenir le développement de l'arthrose, il faut soit prévenir les facteurs de risque eux-mêmes, comme les lésions articulaires ou le port de charges lourdes au travail, soit inverser les facteurs de risque, comme une faible force musculaire, une augmentation du poids corporel ou un mauvais alignement *(Runhaar & Zhang, 2018)*.

La prévention secondaire se concentre sur les mesures visant à détecter l'arthrose à un stade précoce, à prévenir l'apparition de symptômes une fois que les premières lésions structurelles se sont développées, et à arrêter ou décélérer la progression des lésions structurelles. Par rapport aux facteurs de risque de l'arthrose du genou, les facteurs de risque de la progression de l'arthrose et l'ampleur de l'association ne sont pas bien établis. À l'exception des lésions structurelles, telles que le désalignement des articulations *(Conrozier & Lohse, 2022)*.

Traitement de l'arthrose

Les lignes directrices recommandent un arrangement pour obtenir une prise en charge pratique de l'arthrose : dans un premier temps, une thérapie non pharmacologique, des médicaments dans une étape intermédiaire et la chirurgie comme dernière étape lorsque les autres traitements sont impossibles à mettre en œuvre. La thérapie non pharmacologique, qui comprend une éducation appropriée du patient et de ses soignants, est considérée comme l'une des premières modalités de traitement non pharmacologique, à la recherche de la meilleure thérapie pour chaque individu, par le biais d'une adaptation du mode de vie et de remèdes maison dans l'espoir d'améliorer la douleur. Les patients doivent être encouragés à participer à des programmes d'autogestion associés à des maladies de longue durée comme l'arthrose *(Sharma, et al, 2017)*.

Des exercices calmes mais non lourds sont recommandés pour éviter l'épuisement successif de l'articulation au fil du temps et pour améliorer l'état psychologique et le bien-être du patient. L'importance de la gestion du poids est ici prise en compte, de même que l'intérêt d'une cure aquatique, si elle est disponible, qui pourrait être appliquée également de manière douce pour aider au processus de port de poids. Malheureusement, les personnes atteintes d'arthrose sévère des membres inférieurs peuvent éprouver des difficultés qui limitent leur capacité à effectuer seules les activités de base de la vie quotidienne, telles que marcher, se laver, s'habiller, utiliser les toilettes et effectuer d'autres tâches ménagères *(Vitaloni et al., 2019)*.

La kinésithérapie pratiquée par des spécialistes et l'ergothérapie jouent donc un rôle central dans la prise en charge de ces patients. La thérapie physique, qui commence par des exercices de mouvements calmes et quelques exercices d'aérobic, contribue au renforcement musculaire, à la stabilité des articulations et à la mobilité. L'utilisation de la chaleur ou d'une exposition au laser de faible intensité est recommandée. De même, les méthodes d'ergothérapie peuvent être très utiles pour orienter le patient vers une conservation maximale de l'énergie et une protection des articulations, en utilisant des appareils d'assistance tels que des béquilles ou des déambulateurs, améliorant ainsi la fonction articulaire en réduisant la surcharge de l'articulation. L'acupuncture peut également être considérée comme un moyen non pharmacologique d'améliorer les habitudes de marche des patients souffrant d'arthrose du genou *(Ferri, 2020)*.

Le traitement pharmacologique comprend les analgésiques/anti-inflammatoires utilisés dans le traitement de l'arthrose pour soulager la douleur, le paracétamol (ou acétaminophène) étant généralement prescrit comme analgésique de première intention *(Conaghan et al...), 2019) et les* anti-inflammatoires non stéroïdiens comme le diclofénac, l'ibuprofène, le naproxène et le célécoxib ont un impact substantiel sur l'inflammation et l'atténuation de la douleur dans l'arthrose, les composés injectables intra-articulaires sont utilisés pour obtenir un outil ciblé et à haute biodisponibilité locale pour le traitement des articulations dans l'arthrose comme les corticostéroïdes qui sont efficaces pour réduire la douleur de l'arthrose, bien que leurs effets soient de courte durée avec aucun bénéfice associé observé après 6 mois *(Magni et al., 2021)*.

D'autres viscosuppléments qui imitent les fluides synoviaux sains sont fréquemment recommandés comme traitement local pour soulager la douleur au lieu de l'utilisation à long terme des corticostéroïdes, en particulier pour les patients souffrant de diabète et d'hypertension. Les injections d'acide hyaluronique, par exemple, ont montré un traitement efficace qui a duré plusieurs mois et qui aide à la lubrification et à la réduction des symptômes de l'arthrose *(Bowman et al., 2018)*.

L'injection intra-articulaire de cellules souches (dérivées de la moelle osseuse humaine) et de plasma riche en plaquettes est une thérapie récente qui a reçu beaucoup d'attention dans le traitement de l'arthrose en toute sécurité grâce à la capacité de réparation tissulaire des chondrocytes, des ostéoblastes et de nombreux autres composants articulaires, et grâce à l'inhibition des mécanismes inflammatoires et immunologiques ***(Bastos et al., 2018)***.

Les médicaments symptomatiques à action lente pour l'arthrose (SYSADOA) tels que l'acide hyaluronique, la diacéréine (DIA), la glucosamine, le sulfate de chondroïtine et la piascledine® (insaponifiable d'avocat/de soja) sont largement utilisés pour le traitement à action lente de l'arthrose non aiguë avec une sécurité et une puissance tolérables pour soulager la douleur et, d'une manière ou d'une autre, pour modifier les fonctions de l'articulation ***(Honvo et al., 2019)***. La médecine complémentaire et alternative a été utilisée dans l'arthrose pour éviter les effets indésirables d'autres possibilités thérapeutiques et rechercher des résultats plus satisfaisants. Les nutraceutiques et les compléments alimentaires sont toujours largement acceptés par les patients en raison de la confiance qu'ils accordent à la nature et de la recherche d'alternatives plus sûres que les médicaments chimiques ***(Lindler et al., 2020)***.

Arthrose du genou

L'arthrose du genou est classée comme primaire ou secondaire, en fonction de sa cause. L'arthrose primaire du genou est le résultat d'une dégénérescence du cartilage articulaire sans raison connue. Il s'agit généralement d'une dégénérescence due à l'âge et à l'usure. L'arthrose secondaire du genou est le résultat d'une dégénérescence du cartilage articulaire due à une raison connue **(Manlapaz et al., 2019)**.

Les facteurs de risque de l'arthrose du genou comprennent des facteurs de risque modifiables comme les traumatismes articulaires, la profession - position debout prolongée et flexion répétitive du genou, la faiblesse ou le déséquilibre musculaire, le poids et la santé comme le syndrome métabolique. Les facteurs de risque non modifiables sont le sexe - les femmes sont plus nombreuses que les hommes, l'âge, la génétique et la race **(Aweid et al., 2018)**.

Les causes possibles de l'arthrose secondaire du genou sont les suivantes : post-traumatique, post-chirurgicale, congénitale ou malformation du membre, malposition (varus/valgus), scoliose, rachitisme, hémochromatose, chondrocalcinose, ochronose, maladie de wilson, goutte, pseudogoutte, acromégalie, nécrose avasculaire, polyarthrite rhumatoïde, arthrite infectieuse, arthrite psoriasique, hémophilie, maladie de Paget et drépanocytose **(Runhaar & Zhang, 2018)**.

Symptômes cliniques de l'arthrose du genou : la douleur du genou est généralement d'apparition progressive, s'aggrave lors d'une activité prolongée, lors de flexions ou d'escaliers répétitifs, lors de l'inactivité, s'aggrave avec le temps, s'améliore avec le repos, avec de la glace ou des anti-inflammatoires, la raideur du genou, le gonflement du genou et la diminution de la capacité ambulatoire, ce qui a un effet sur l'état psychologique du patient et peut conduire à l'anxiété et à la dépression *(Ferri, 2019)*.

Diagnostic de l'arthrose du genou

L'examen physique du genou doit commencer par une inspection visuelle. Le patient étant debout, recherchez un érythème et un gonflement périarticulaires, une atrophie du muscle quadriceps et des déformations en varus ou en valgus. Observez la démarche pour déceler des signes de douleur ou des mouvements anormaux de l'articulation du genou pouvant indiquer une instabilité ligamentaire. Ensuite, inspectez la peau environnante pour détecter la présence et l'emplacement d'éventuelles cicatrices résultant d'interventions chirurgicales antérieures, de traces de traumatisme ou de lésions des tissus mous *(Munjal et al., 2019)*.

L'évaluation de l'amplitude des mouvements est un aspect essentiel de l'examen du genou. Les mouvements actifs et passifs de flexion et d'extension doivent être évalués et documentés. La palpation des structures osseuses et des tissus mous est un élément essentiel de tout examen du genou. L'examen palpatoire peut être divisé en structures médiales, médianes et latérales du genou *(Collins et al., 2019)*.

D'autres tests du genou peuvent être effectués, en fonction de la suspicion clinique basée sur les antécédents, comme l'appréhension de la rotule - instabilité rotulienne, le signe en J appelé mauvais alignement rotulien, la compression/le broyage de la rotule - chondromalacie ou arthrite fémoro-patellaire, le test de McMurray médial - déchirure du ménisque médial, le test de McMurray latéral -

déchirure du ménisque latéral, test de Thessalie - déchirure du ménisque, lachman - lésion du ligament croisé antérieur (LCA), tiroir antérieur - lésion du LCA, pivot shift - lésion du LCA, tiroir postérieur - lésion du ligament croisé postérieur (LCP), sag postérieur - lésion du LCP, test actif du quadriceps - lésion du LCP, test d'effort en valgus - lésion du LMC et test d'effort en varus - lésion du LCL *(Alrushud et al., 2018).*

Le traitement de l'arthrose du genou peut être divisé en deux catégories : la prise en charge non chirurgicale et la prise en charge chirurgicale. La prise en charge non chirurgicale comprend l'éducation du patient, la modification des activités, la thérapie physique, la perte de poids, l'attelle de genou, l'acétaminophène, les anti-inflammatoires non stéroïdiens (AINS), les inhibiteurs de la COX-2, la glucosamine et le sulfate de chondroïtine, les injections de corticostéroïdes et l'acide hyaluronique (AH) *(Martel-Pelletier et al., 2018).*

Le traitement médicamenteux est également le traitement de première intention pour les patients souffrant d'arthrose symptomatique. Il existe une grande variété d'AINS et le choix doit être basé sur les préférences du médecin, l'acceptabilité du patient et le coût. La durée du traitement par AINS doit être déterminée en fonction de l'efficacité, des effets indésirables et des antécédents médicaux. Les lignes directrices de l'AAOS *(Afzali et al., 2018) fournissent des* preuves solides en faveur de l'utilisation des AINS.

La glucosamine et le sulfate de chondroïtine sont disponibles sous forme de compléments alimentaires. Les injections intra-articulaires de corticostéroïdes peuvent être utiles en cas d'arthrose symptomatique du genou et les injections intra-articulaires d'acide hyaluronique (AH) sont une autre option injectable pour l'arthrose du genou. Traitement chirurgical : ostéotomie, arthroplastie unicompartimentale du genou (UKA) et arthroplastie totale du genou (ATG) **(Aweid et al., 2018).**

Chapitre III : Stratégie d'adaptation

Les stratégies d'adaptation sont des tactiques comportementales et cognitives utilisées pour gérer les crises, les conditions et les exigences jugées pénibles. À partir de cette approche transactionnelle largement acceptée, l'adaptation serait définie par des efforts cognitifs et comportementaux employés en réponse à des demandes externes ou internes que l'individu considère comme des menaces pour son bien-être. Il existe deux grandes catégories de stratégies d'adaptation : l'adaptation centrée sur les émotions et l'adaptation centrée sur les solutions. L'adaptation centrée sur les émotions modifie la réponse émotionnelle d'une personne à l'agent stressant. Les techniques d'adaptation centrées sur les émotions sont axées sur la réduction des réponses émotionnelles négatives que nous pouvons éprouver en raison des facteurs de stress *(Stanisławski, 2019).*

Les stratégies d'adaptation centrées sur les émotions consistent à se défouler en s'adressant à des amis ou à la famille, à s'occuper pour ne pas penser au facteur de stress, à rechercher l'encouragement, le soutien moral, la sympathie et la compréhension des autres et à se tourner vers des activités rigoureuses telles que le sport pour détourner l'attention du facteur de stress. Les gens sont plus susceptibles d'adopter un mode d'adaptation centré sur les émotions lorsqu'ils ne pensent pas que leurs actions peuvent affecter le facteur de stress lui-même, et ils modifient donc leur réponse au facteur de stress. C'est comme lorsqu'un ami dit quelque chose qui blesse. La personne peut se sentir mal dans sa peau et passer beaucoup de temps et d'énergie mentale à y penser *(Åkesson et al., 2022)*.

Parler de la situation à d'autres personnes ou s'engager dans d'autres activités peut aider la personne à gérer le stress émotionnel de cette rencontre. L'adaptation centrée sur le problème consiste à essayer de gérer le facteur de stress lui-même afin d'éviter la réaction de stress qu'il provoque. L'adaptation centrée sur le problème consiste à trouver des moyens pratiques de faire face à une situation stressante, comme mettre d'autres activités en attente afin de se concentrer sur le facteur de stress et d'y faire face, attendre le moment opportun pour agir et essayer activement d'éliminer ou de contourner le facteur de stress. Certaines de ces stratégies d'adaptation sont saines, par exemple l'application de techniques de résolution de problèmes, d'autres ne sont ni saines ni malsaines, par exemple la pratique de certains rituels religieux, tandis que d'autres encore sont malsaines ou inadaptées, comme le fait de nier l'existence d'une situation stressante ou de s'échapper en consommant des drogues *(Rini et al., 2020)*.

Le choix de la stratégie d'adaptation est influencé par la quantité et la qualité des ressources d'adaptation dont une personne peut disposer. Ces ressources comprennent : les connaissances, telles que la connaissance du fonctionnement du lieu de travail, les compétences, telles que les capacités d'analyse, les attitudes, telles que l'auto-efficacité ou la confiance en sa capacité à adopter un comportement spécifique, les ressources sociales, telles que les personnes avec lesquelles une personne peut échanger des informations, les ressources physiques, telles que la santé et l'endurance, les ressources matérielles, telles que l'argent, et les ressources sociétales, telles que les politiques et les lois. Il existe de nombreuses stratégies d'adaptation utiles que le patient peut utiliser, notamment : se distraire, parler à quelqu'un, accepter l'incertitude, respirer profondément, faire du yoga, se concentrer, gérer son humeur pour gérer son expérience, utiliser des affirmations positives et se réconforter ***(Riddle et al., 2019)***.

La relation entre les mécanismes d'adaptation inadaptés et de nombreux troubles a été établie. Les troubles psychiatriques tels que l'anxiété et la dépression majeure, ainsi que les symptômes somatiques, ont tous été corrélés à des styles d'adaptation liés à l'évitement. Ce scénario s'applique à d'autres troubles tels que l'hypertension et les maladies cardiaques, où les stratégies d'adaptation inadaptées sont utilisées par les patients qui présentent des symptômes plus graves. La physiologie qui sous-tend les différents styles d'adaptation est liée à l'apport sérotonergique et dopaminergique du cortex préfrontal médian et du noyau accumbens. Les neuropeptides vasopressine et ocytocine ont également un rôle important à jouer dans les styles d'adaptation ***(Åkesson et al., 2022)***.

D'autre part, la neuroendocrinologie impliquant le niveau d'activité de l'axe hypothalamo-hypophyso-surrénalien, les corticostéroïdes et les catécholamines plasmatiques étaient peu susceptibles d'avoir une relation causale directe avec le style d'adaptation d'un individu. Pour les patients souffrant d'arthrose, les stratégies comportementales liées à l'activité reflètent globalement trois dimensions : l'évitement, la persistance et le rythme. Le modèle peur-évitement décrit comment l'expérience de la douleur peut conduire à une voie où l'évitement habituel de l'activité favorise un cycle de désuétude et d'invalidité. Essentiellement, la catastrophisation de la douleur et de ses conséquences potentielles, ou la rumination, le sentiment d'impuissance ou l'exagération de la menace de la douleur, entraînent une peur ou une anxiété liée à la douleur, qui provoque des comportements d'évitement et renforce finalement ce cycle négatif *(Stanisławski, 2019)*.

Conformément à l'idée que les comportements d'évitement sont des stratégies d'adaptation inadaptées, les recherches portant sur l'évitement associent généralement ces comportements à l'incapacité ou à d'autres résultats tels que l'humeur dépressive ou le maintien de la douleur. Dans le cas de l'arthrose, le recours au repos comme stratégie d'adaptation a été associé à l'incapacité physique dans des études transversales et longitudinales. En outre, le repos et la limitation des activités ont également été associés à une humeur négative et à la douleur lors du suivi des personnes atteintes d'arthrose. Une autre stratégie considérée comme évitante, à savoir le fait de s'arc-bouter, de boiter, de tressaillir et de se raidir, présente l'association indépendante la plus forte avec l'incapacité *(Rini et al., 2020)*.

La persistance de l'activité en général fait référence à la persistance d'une activité, même dans le contexte de symptômes qui peuvent constituer des obstacles à l'exercice de cette activité. La persistance peut être considérée comme adaptative ou inadaptée, en fonction du degré ou de l'intensité de la persistance de l'activité. Par exemple, dans le modèle d'évitement-endurance de la douleur chronique, les "endurants" sont les personnes qui persistent à pratiquer une activité malgré une douleur intense. Ces personnes peuvent avoir des niveaux élevés d'activité malsaine et réagir à la douleur en étant *excessivement* persistantes au lieu d'être évitantes. Le rythme d'activité basé sur le temps est une stratégie comportementale dans laquelle les personnes apprennent à réduire l'effet des symptômes sur l'activité en divisant les activités en petits morceaux et en alternant les périodes d'activité et de repos pour maintenir un rythme régulier **(Riddle et al., 2019)**.

On pense également que ces comportements atténuent le cycle "suractivité-sous-activité" dans lequel une activité excessive peut entraîner des poussées de symptômes qui nécessitent une période de repos prolongée pour se rétablir. Par ailleurs, il existe cinq conseils utiles pour gérer la douleur due à l'arthrose et faire face à cette maladie à la maison et sur le lieu de travail. Portez des chaussures de soutien, utilisez des outils spéciaux à la maison et au travail, essayez des crèmes topiques pour un soulagement rapide, soyez actif, adaptez votre régime alimentaire et renseignez-vous sur tous les traitements disponibles. Utilisez des outils spéciaux comme des tirettes de fermeture éclair, des aides au boutonnage, des ouvre-boîtes électriques, des barres de baignoire et des mains courantes, des chaises et des bureaux à hauteur réglable et un porte-clés large pour la voiture *(Janiszewska et al., 2020)*.

Chapitre IV : Rôle de l'infirmière de santé communautaire

Les infirmières ont la responsabilité de soutenir les personnes souffrant d'arthrose. Elles doivent être attentives aux personnes souffrant de douleurs et de raideurs articulaires, les aider à maintenir et à améliorer la mobilité de leurs articulations et limiter l'évolution des lésions articulaires. Dans le cadre des soins infirmiers, les infirmières peuvent fixer des objectifs d'activité pour les personnes afin d'améliorer la fonction articulaire. En tant qu'infirmière, il est de sa responsabilité de faire savoir aux personnes comment gérer leur propre état, de leur recommander de perdre du poids lorsque c'est raisonnable et de leur apporter un soutien actif *(Cooper & Gosnell, 2018)*.

Les infirmières doivent également évaluer pleinement leur état et leur fournir une éducation psychologique appropriée pour traiter la douleur et l'incapacité liées à l'arthrose. Les soins prodigués par les infirmières ne visent pas seulement à améliorer l'état physique des personnes atteintes d'arthrose, mais ils leur sont également bénéfiques grâce à une adaptation et à un soutien psychologiques efficaces. Les infirmières doivent aider les personnes atteintes d'arthrose à améliorer leur stratégie d'adaptation *(Potter et al., 2020)*.

Les plans de soins pour la gestion de l'arthrose sont plus efficaces lorsqu'ils adoptent une approche interdisciplinaire incluant la médecine, les soins infirmiers et la kinésithérapie et l'ergothérapie. Comme il existe de nombreuses interventions médicales et chirurgicales pour l'arthrose, les infirmières insistent sur l'importance d'obtenir des soins médicaux réguliers pour une évaluation et un traitement continus *(Elcock et al., 2018)*.

L'évaluation de la performance musculo-squelettique globale commence par l'observation de la mobilité et des activités de la personne. En plus de regarder la personne marcher, se lever d'une chaise à dossier dur sans bras, les infirmières obtiennent des informations supplémentaires en posant des questions sur la capacité de la personne à accomplir les AVQ. Les infirmières obtiennent des informations supplémentaires en posant des questions sur la capacité de la personne à effectuer les AVQ, en évaluant la perte de taille ; toutefois, une perte d'environ 2 à 4 cm par décennie est normale, en évaluant le poids, en évaluant les signes vitaux après l'activité physique, en évaluant la description de la douleur par le patient, en évaluant les analgésiques et en évaluant la présence d'une raideur *(Miller, 2018)*.

Le diagnostic infirmier comprend la douleur aiguë ou chronique liée aux déformations osseuses, à la dégénérescence des articulations et aux spasmes musculaires, comme en témoignent l'irritabilité, les pleurs et l'agitation, l'altération de la mobilité physique liée à la faiblesse musculaire, à la douleur et à la raideur, comme en témoignent la diminution de la force musculaire et l'amplitude limitée des mouvements, l'intolérance à l'activité liée à la diminution du tonus musculaire, comme en témoignent la fatigue et le malaise, et le risque de blessure lié à l'altération de la mobilité et à la diminution de la fonction osseuse *(Gulanick et al., 2021)*.

Les objectifs ou les résultats escomptés sont les suivants : le patient signale un contrôle satisfaisant de la douleur à un niveau inférieur à 3 ou 4 sur une échelle de 0 à 10, utilise des stratégies de soulagement de la douleur pharmacologiques et non pharmacologiques, fait preuve d'un plus grand confort, comme les niveaux de base de la fréquence cardiaque, de la tension artérielle, de la respiration et du relâchement du tonus musculaire ou de la posture corporelle, s'engage dans les activités souhaitées sans augmentation du niveau de douleur, évalue et compare les mouvements passifs et actifs *(Meiner & Yeager, 2018)*.

Effectuer une activité physique de manière indépendante ou dans les limites des restrictions d'activité, démontrer l'utilisation de changements adaptatifs qui favorisent la déambulation et le transfert, sans complications liées à l'immobilité, comme en témoignent une peau intacte, l'absence de thrombophlébite, un transit intestinal normal et une respiration claire, utiliser des techniques identifiées pour améliorer l'intolérance à l'activité, signaler une augmentation mesurable de l'intolérance à l'activité, le patient identifiera des mesures pour prévenir les blessures et ne pas se blesser *(Williams, 2019)*.

L'intervention infirmière pour la douleur consiste à appliquer une compresse chaude ou froide, à changer fréquemment de position tout en maintenant l'alignement fonctionnel, à éliminer les facteurs de stress supplémentaires, à administrer des médicaments contre la douleur avant l'activité et la thérapie par l'exercice, à prévoir des périodes de repos adéquates, à soutenir les articulations dans une position légèrement fléchie à l'aide d'oreillers, de rouleaux et de serviettes, à demander au patient d'utiliser un équipement adapté tel qu'une canne ou un déambulateur si nécessaire, et à lui demander de prendre les analgésiques et/ou les anti-inflammatoires prescrits *(Perry et al., 2021)*.

Mobilité physique réduite ; encourager le patient à augmenter son activité comme indiqué, augmenter la capacité du patient et lui expliquer comment effectuer des exercices isométriques, actifs et passifs pour toutes les extrémités, discuter des obstacles environnementaux à la mobilité, encourager le patient à s'asseoir sur une chaise avec un siège surélevé et un support ferme et à se déplacer avec des appareils d'assistance comme une canne, des béquilles, un déambulateur, se reposer entre les activités qui sont fatigantes *(Ryan, 2020)*.

Suggérez des stratégies pour se lever du lit, se lever d'une chaise et ramasser des objets sur le sol afin d'économiser de l'énergie, donnez au patient accès à des programmes de réduction du poids et soutenez-le pendant ces programmes, consultez le personnel de kinésithérapie pour prescrire un programme d'exercices et suggérez une orientation vers des ressources communautaires telles que la Fondation de l'arthrite *(Elcock et al., 2018)*.

En cas d'intolérance à l'activité, évaluez le niveau d'activité physique et la mobilité, l'état nutritionnel, le besoin d'aides à la déambulation (canne, déambulateur) pour les AVQ, aidez le patient à accomplir les AVQ tout en évitant qu'il ne soit dépendant, encouragez les exercices actifs de mobilisation et encouragez le patient à participer à des activités de planification qui développent progressivement l'endurance afin de maintenir la force musculaire, la mobilisation des articulations et la tolérance à l'exercice. Les patients physiquement inactifs doivent améliorer leur capacité fonctionnelle par des exercices répétitifs sur une longue période. L'entraînement de la force est utile pour améliorer l'endurance de nombreuses AVQ ***(Cooper & Gosnell, 2018)***.

Risque de blessure ; aider le patient à faire des exercices actifs et passifs d'amplitude et d'isométrie selon sa tolérance, encourager le patient à perdre du poids pour diminuer le stress sur les articulations portantes, utiliser un lit tampon et positionner le lit aussi bas que possible pendant le sommeil, demander au patient d'utiliser la surface la plus molle disponible pendant l'exercice, l'utilisation d'équipements de mobilité adaptés tels que des déambulateurs, des cannes et des béquilles selon les indications et informer le patient sur les mesures de sécurité telles que les chaises surélevées et le siège des toilettes, l'utilisation des mains courantes et l'utilisation précise des équipements de mobilité et la sécurité des fauteuils roulants ***(Perrin et al., 2022)***.

Évaluation : le patient verbalise une diminution du niveau de douleur, une augmentation de l'utilisation des stratégies de soulagement de la douleur, une augmentation de l'auto-intolérance, une augmentation de l'activité physique, une réduction de la raideur, une amélioration de la mobilité articulaire, une réduction du poids, une augmentation de la capacité d'exercice, une amélioration de l'utilisation des appareils d'assistance, un exercice ROM actif, une verbalisation de l'amélioration de l'adaptation *(Potter et al., 2020)*.

Enseigner aux patients et à leurs soignants des techniques d'adaptation appropriées peut avoir un impact significatif sur la façon dont ils perçoivent leur état, la gravité des symptômes et la détresse psychologique qui y est associée. Chez les patients ayant reçu un diagnostic de cancer du poumon, une communication assertive a été associée à une diminution de l'interférence de la douleur et de la détresse psychologique ; les effets des compétences d'adaptation s'étendent aux aidants familiaux qui ont fait état d'une détresse psychologique moindre lorsqu'ils pratiquaient l'imagerie guidée. D'autres mécanismes d'adaptation, comme la pleine conscience, pourraient ne pas être aussi bénéfiques dans certaines situations *(Janiszewska et al., 2020)*.

Les médecins, les psychiatres, les kinésithérapeutes, les infirmières et les éducateurs de santé se partagent le rôle d'éduquer les patients à devenir plus responsables de leur santé. L'implication interprofessionnelle peut aider les patients à mieux faire face aux symptômes de leur maladie. Les programmes de formation aux techniques d'adaptation ne se sont pas révélés efficaces pour réduire l'intensité de la douleur chez les patients souffrant d'arthrose du genou. L'équipe soignante n'a pas apporté de bénéfice en termes de douleur ou de fonctionnement au-delà des soins chirurgicaux et postopératoires, mais la combinaison d'exercices physiques et d'entraînement aux capacités d'adaptation avec le traitement a apporté une amélioration plus significative *(Rini et al., 2020)*.

Objet et méthodes

L'objectif de l'étude :

L'objectif de la présente étude est d'évaluer les stratégies d'adaptation des femmes âgées souffrant de douleurs liées à l'arthrose du genou dans la ville de Beni-Suef.

Question de recherche :

Pour atteindre l'objectif de cette étude, les questions de recherche suivantes ont été formulées :

Quelles sont les stratégies d'adaptation utilisées par les femmes âgées souffrant de douleurs liées à l'arthrose du genou dans la ville de Beni-Suef ?

Les sujets et les méthodes de l'étude ont été répartis en quatre thèmes principaux :

I. Conception technique.
II. Conception opérationnelle.
III. Conception administrative.
IV. Conception statistique.

I- Conception technique

La conception technique comprend la conception, le cadre, les sujets et les outils de collecte des données.

Conception

Une étude descriptive transversale a été utilisée dans le cadre de la présente étude.

Paramètres

La présente étude a été menée à l'hôpital universitaire de Beni Suef, dans la clinique ambulatoire d'orthopédie et dans l'unité de physiothérapie. La clinique ambulatoire d'orthopédie était située au rez-de-chaussée, tandis que l'unité de physiothérapie se trouvait au troisième étage. L'unité de physiothérapie est située au troisième étage.

Thèmes

Taille de l'échantillon :

La taille de l'échantillon a été calculée pour déterminer la prévalence de tout type de stratégie d'adaptation de 50 % ou plus, avec une précision absolue de 5 %, à un niveau de confidence de 95 %. En utilisant le progiciel Open-Epi pour l'estimation d'une proportion unique de variables dichotomiques avec correction de la population finie, la taille de l'échantillon a été estimée à 278 sujets. Cette taille a été portée à 300 pour anticiper un taux de non-réponse d'environ 10 %.

Technique d'échantillonnage :

Une technique d'échantillonnage consécutif non probabiliste a été utilisée pour recruter des femmes âgées selon les critères d'éligibilité.

Critères d'échantillonnage : Toute femme âgée souffrant de douleurs liées à l'arthrose du genou et ayant participé à l'étude a été sélectionnée dans l'échantillon de l'étude après avoir rempli les critères suivants.

Critères d'inclusion :

- ✓ Personnes âgées (âge ≥65 ans)
- ✓ Diagnostiqué comme souffrant d'arthrose du genou depuis au moins un an ; ceci sera confirmé par l'examen du dossier ou du rapport médical et des antécédents.

Critères d'exclusion :

- ✓ Troubles cognitifs
- ✓ Problèmes de santé autres que l'arthrose qui mettent la vie en danger ou qui limitent gravement le fonctionnement (par exemple, cancer, broncho-pneumopathie chronique obstructive (BPCO), etc.

Outils de collecte de données

Quatre outils ont été utilisés pour collecter les données de la présente étude.

Outil (1) questionnaire d'entretien : il a été élaboré par le chercheur et se compose de deux parties : - **le questionnaire d'entretien : il** a été élaboré par le chercheur et se compose de deux parties

Partie I : Données démographiques :

Il a été élaboré par le chercheur en langue arabe. Cette partie concernait les caractéristiques démographiques des femmes âgées, telles que l'âge, le niveau d'éducation, la situation professionnelle, la situation matrimoniale et le lieu de résidence.

Partie II : Antécédents médicaux de l'arthrite du genou :

Elle visait à évaluer les antécédents médicaux actuels des patients concernant l'arthrose du genou.

Outil (2) : Échelle de Katz :

Il a été adapté de *(Katz et al., 1963)*. Il vise à évaluer l'autonomie des femmes âgées souffrant d'arthrose du genou en ce qui concerne les activités de la vie quotidienne (AVQ). Il comprend six items : douche, habillage, utilisation des toilettes, mobilité, contrôle des sorties et nutrition.

Le système de notation:-

Le score global total de 6 pour 6 items a été évalué sur deux niveaux (avec supervision, orientation et assistance personnelle ou soins complets = Zéro et sans supervision ou orientation ou assistance personnelle=1).

Le score total de cette échelle a été classé en trois catégories sur la base des éléments suivants :

Fonction complète = 6

Déficience modérée = 4-5

Déficience fonctionnelle grave = ≤3

Outil(3) : Échelle visuelle analogique (EVA) :

Il a été adapté de *(Hawker et al, 2011)*. Il visait à évaluer l'intensité de la douleur chez les femmes âgées souffrant d'arthrose du genou et comportait des chiffres de 1 à 10 dans une case décrivant l'intensité de la douleur au genou ressentie par la patiente.

Le système de notation:-

Le score total de cette échelle était de 10 et a été classé en trois catégories sur la base des éléments suivants :

Pas de douleur = 0

Douleur modérée = 1<6

Douleur intense = 6-10

Outil(4) : Inventaire de l'adaptation à la douleur (PCI) :

Il a été adapté de *(Kmaimaat et Evers, 2003).* Il visait à évaluer les stratégies d'adaptation utilisées pour faire face à la douleur due à l'arthrose chez les femmes âgées souffrant d'arthrose du genou. Il comprenait les éléments suivants :

Partie I : Transformation de la douleur : il s'agissait de faire comme si la douleur n'était pas présente, de faire comme si la douleur ne concernait pas le corps, d'imaginer que la douleur est moins violente qu'elle ne l'est en réalité et de penser aux difficultés des autres (4 items avec un score de 16).

Partie II : Distraction : il s'agit de prendre un bain ou une douche, de penser à des choses ou à des événements agréables, de se distraire en entreprenant une activité physique et de se distraire en lisant ou en écoutant de la musique (5 items avec un score de 20).

Partie III : Réduire les exigences : elle comprend la poursuite des activités avec moins d'efforts, la poursuite des activités à un rythme plus lent et la poursuite des activités avec moins de précision (3 items avec un score de 12).

Partie IV : Retrait : il s'agit notamment de veiller à ne pas s'énerver, de se retirer dans un environnement reposant, d'éviter les bruits gênants et d'éviter la lumière (7 items avec un score de 28).

Partie V : Inquiétude : il s'agit de se concentrer en permanence sur la douleur, de s'auto-administrer d'autres stimuli physiques, de penser à des choses qui ne sont pas faites à cause de la douleur et de commencer à s'inquiéter (9 items avec un score de 36).

Partie VI : Repos : il s'agit d'arrêter les activités, de se limiter à des activités simples, de ne pas faire d'effort physique et de se reposer assis ou couché (5 items avec un score de 20).

Le système de notation :-

La note globale totale de 132 pour 33 sous-éléments a été évaluée selon les quatre rangs suivants :
- Parties I, II et III (rarement = 1, parfois peu = 2, parfois beaucoup = 3 et presque toujours = 4).
- Parties IV, V et VI (rarement = 4, parfois peu = 3, parfois beaucoup = 2 et presque toujours = 1).

Le score total de cette échelle a été classé en trois catégories sur la base des éléments suivants :
- Faible niveau d'adaptation ≤60% du score total (≤ 79.2 scores)
- Niveau d'adaptation modéré >60% - <80% du score total (> 79,2 - <105,6 scores)
- Niveau d'adaptation élevé ≥ 80 % du score total (≥ 105,6 scores)

II- Conception opérationnelle :

Elle comprend les phases préparatoires, la validité et la fiabilité des outils, l'étude pilote et le travail sur le terrain.

Phase préparatoire :

Elle comprend l'examen de la littérature et des connaissances théoriques sur les différents aspects de l'étude en utilisant des livres, des articles, des périodiques sur Internet et des magazines pour développer des outils de collecte de données.

Validité et fiabilité

Validité du contenu : les outils ont été examinés par un groupe de cinq experts dans le domaine des soins infirmiers communautaires afin de déterminer si les éléments inclus sont complets, compréhensibles, applicables, clairs et adaptés à l'objectif de l'étude. Les modifications ont été effectuées sur la base de l'avis des experts.

Fiabilité : Dans la présente étude, la fiabilité a été testée à l'aide des coefficients alpha de Cronbach : 0,833 pour l'échelle de Katz, 0,723 pour l'échelle visuelle analogique et 0,784 pour l'inventaire de l'adaptation à la douleur.

Étude pilote :

Une étude pilote a été réalisée sur 30 patients (10 %) des sujets de l'étude afin de tester la clarté, l'applicabilité, la faisabilité et la pertinence des outils utilisés et de déterminer le temps nécessaire à l'application des outils d'étude. Les patients qui ont été inclus dans l'étude pilote ont été exclus de l'échantillon parce que des modifications essentielles ont été apportées après la réalisation de l'étude pilote.

Travail sur le terrain

Le chercheur a expliqué l'objectif de l'étude aux femmes âgées incluses dans l'étude. Le travail effectif de cette étude a commencé et s'est achevé en huit mois, de début août (2021) à fin mars (2022). Le consentement oral des patients à participer à l'étude a été obtenu et chaque patient a été informé que la confidentialité était assurée. Les données ont été collectées par le chercheur deux jours par semaine (samedi et mercredi) aux horaires du matin dans le cadre susmentionné.

Considérations éthiques :

L'approbation de la recherche a été obtenue auprès du comité d'éthique scientifique de la faculté avant de commencer l'étude. Le chercheur a clarifié les objectifs et le but de l'étude aux patients inclus dans l'étude avant de commencer. Le chercheur a garanti l'anonymat et la confidentialité des patients inclus dans l'étude. Les patients inclus dans l'étude ont été informés qu'ils pouvaient choisir de participer ou non à l'étude et qu'ils avaient le droit de se retirer de l'étude à tout moment sans aucune raison.

III- Conception administrative :

Une lettre officielle a été envoyée par la faculté d'infirmières de l'université de Beni-Suef au directeur de l'hôpital universitaire de Beni-Suef, où l'étude a été menée, afin d'obtenir l'autorisation de collecter des données et d'aider à la réalisation de l'étude dans leurs installations.

IV- Conception statistique :

Les données ont été collectées, codées et saisies dans une feuille Excel appropriée, puis analysées à l'aide d'une méthode statistique adéquate. Les données ont été analysées à l'aide du programme statistique pour les sciences sociales (SPSS) version 26.0. Les données quantitatives ont été exprimées sous forme de moyenne ± écart-type (ET), et les données qualitatives ont été exprimées sous forme de fréquence et de pourcentage. Le test de signification du chi-carré ($X^{2)}$) a été utilisé pour comparer les proportions entre les paramètres qualitatifs. Le test du coefficient de corrélation de Pearson (r) a été utilisé pour réaliser la matrice de corrélation.

Résultats

Les résultats de cette étude et l'analyse des données collectées sont présentés dans les parties suivantes :

Partie I : Caractéristiques démographiques et antécédents médicaux de maladies de l'articulation du genou chez les femmes âgées étudiées (Tableau 1, 2 & figure 1 & 2).

Partie II : échelle de Katz pour l'indépendance dans les activités de la vie quotidienne (tableau 3 et figure 3).

Partie III : Échelle visuelle analogique (EVA) pour l'intensité de la douleur (tableau 4 et figure 4).

Partie IV : Inventaire de l'aptitude à faire face à la douleur (ICP) (tableaux 5, 6, 7, 8) et figure 5).

Partie V : Relations et corrélations entre les variables étudiées chez les femmes âgées (Tableau 9, 10, 11 & 12).

Partie I : Caractéristiques démographiques et antécédents médicaux de l'articulation du genou des femmes âgées étudiées.

Tableau 1 : Distribution en fréquence et en pourcentage des caractéristiques démographiques des femmes âgées étudiées (n=300).

Articles	Non.	Pourcentage
L'âge		
65 -<70 ans	182	**60.7**
70-<75ans	102	34.0
≥ 75 ans	16	5.3
Moyenne ± SD	69.8±4.71	
Niveau d'éducation		
Ne pas lire et écrire	58	19.3
Lire et écrire	30	10.0
Enseignement primaire	60	20.0
Enseignement secondaire	152	**50.7**
Statut professionnel		
Ne fonctionne pas	89	29.7
entreprise libre	59	19.7
Emploi gouvernemental	110	**36.7**
Retraité	42	14.0
État civil		
Marié(e)	211	**70.3**
Veuve	89	29.7
Lieu de résidence		
Rural	181	**60.3**
Urbain	119	39.7
Nombre de membres de la famille		
1-2	91	30.3
3-4	92	30.7
5-6	117	**39.0**
Nombre de pièces dans la maison		
Une pièce	29	9.7
2 pièces	119	39.6
3 pièces	152	**50.7**
Revenu mensuel (du point de vue des femmes)		
Adéquat	144	48
Insuffisant	156	**52.0**
Avec qui vivez-vous		
Seul	29	9.7
En famille	271	**90.3**

Le tableau (1) montre que plus de la moitié (60,7%) des femmes âgées étudiées avaient un âge compris entre 65 et 70 ans avec une moyenne ± écart-type (69,8±4,71), (50,7%) d'entre elles avaient un niveau d'éducation intermédiaire, (36,7%) d'entre elles avaient un emploi dans le secteur public. Par ailleurs, 70,3 % des femmes âgées étudiées étaient mariées, 60,3 % d'entre elles vivaient dans des zones rurales, 39 % d'entre elles avaient 5 à 6 personnes dans leur maison, 50,7 % d'entre elles avaient 3 pièces dans leur maison, 52 % d'entre elles avaient un revenu mensuel inadéquat et 90,3 % d'entre elles vivaient avec leur famille.

Tableau (2) : Distribution en fréquence et en pourcentage des antécédents médicaux (n=300).

Articles	Non.	Pourcentage
problème d'articulation du genou		
Un genou	120	40.0
Deux genoux	180	**60.0**
Nature de la douleur		
En augmentation	241	**80.3**
Ne change pas	59	19.7
En baisse	0	0.0
Traitement actuel		
Médicaments*		
Tablettes	60	20.0
Injections	119	**39.7**
Pommade	30	10.0
Tous	91	30.0
Physiothérapie *		
Non	150	**50.0**
Par soi-même	89	29.7
Physiothérapeute	61	20.3
Problèmes dans d'autres articulations		
Oui	270	**90.0**
Non	30	10.0
Nombre de médicaments pris quotidiennement		
1-2	60	20.0
3-4	121	**40.3**
5-6	119	39.7

*Les femmes âgées avaient plus d'une réponse.

Le tableau (2) indique que 60 % des femmes étudiées avaient des problèmes articulaires aux deux genoux, 80,3 % d'entre elles souffraient d'une douleur croissante et 50 % d'entre elles n'étaient pas traitées par la physiothérapie. En revanche, 65,3 % des femmes âgées étudiées n'étaient pas traitées pour l'arthrose du genou auparavant et 90 % d'entre elles avaient des problèmes dans d'autres articulations.

Tableau (3) : Effet de l'arthrose sur le bien-être physique, psychologique et social.

Variable	Non.	Pourcentage
Bien-être physiologique		
Fatigue	270	90.0
Insomnie	180	60.0
Agitation	120	40.0
Diminution de l'activité physique	300	100.0
Bien-être psychologique		
Dépression	128	42.6
Anxiété	214	71.3
Bien-être social		
Sentiment de culpabilité	140	46.6
Limiter la participation sociale	210	70.0

Le tableau (3) indique que 100,0 % des femmes étudiées ont une activité physique réduite, 90,0 % d'entre elles souffrent de fatigue et 60,0 % d'entre elles d'insomnie. En outre, 71,3 % des femmes étudiées souffraient d'anxiété et 70,0 % d'entre elles étaient limitées dans leur participation sociale.

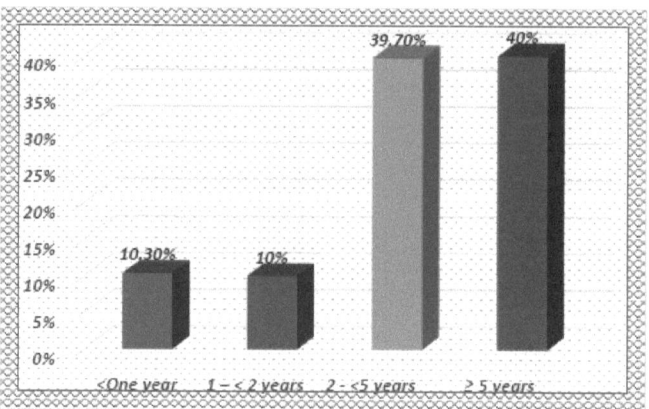

Figure (1) : répartition en pourcentage des problèmes d'articulation du genou parmi les femmes âgées étudiées.

L'étude révèle que plus d'un tiers (40 %) des femmes âgées étudiées ont des problèmes d'articulation du genou depuis ≥ 5 ans.

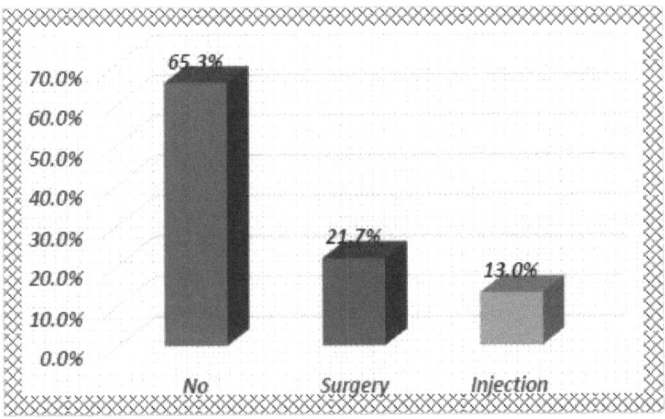

Figure (2) : répartition en pourcentage des traitements antérieurs des problèmes de genou chez les femmes âgées étudiées.

L'étude montre que 65,3 % des femmes âgées étudiées n'ont reçu aucun traitement pour l'arthrose du genou.

Partie II : Échelle de Katz pour l'indépendance dans les activités de la vie quotidienne (ADL)

Tableau (4) : Fréquence et répartition en pourcentage des femmes âgées de l'étude concernant leur indépendance dans les activités de la vie quotidienne (n= 300).

Activités	Sans surveillance, direction ou assistance personnelle (1)		Avec supervision, conseils et assistance personnelle ou soins complets (0)	
	Non	%	Non	%
1. Douche	297	93.0	21	7.0
2. S'habiller.	210	70.0	90	30.0
3. Utilisez les toilettes.	270	90.0	30	10.0
4. Mobilité.	265	88.3	35	11.7
5. Contrôle de la sortie.	267	89.0	33	11.0
6. La nutrition.	268	89.3	8.9	10.7

Le **tableau (4)** révèle que la plupart (93%) des femmes âgées étudiées prenaient leur douche sans supervision, ni direction, ni assistance personnelle. Tandis que 30 % d'entre elles s'habillaient avec une supervision, des conseils et une assistance personnelle ou une prise en charge complète.

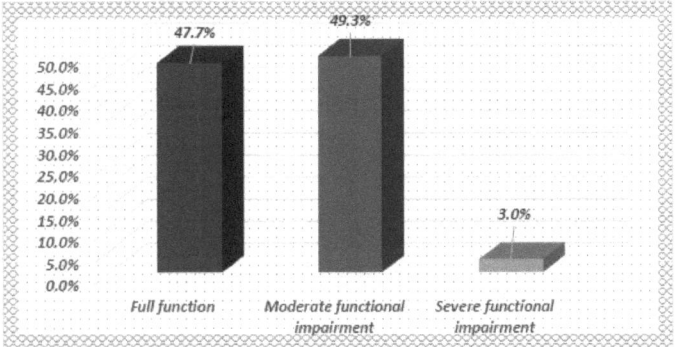

Figure (3) : Niveau total d'indépendance dans les activités de la vie quotidienne chez les femmes âgées étudiées (n=300).

Plus d'un tiers (47,7 %, 49,3 %) des femmes âgées étudiées avaient une fonction complète et une déficience fonctionnelle modérée. Tandis que 3 % d'entre elles présentaient une déficience fonctionnelle sévère.

Partie III : Échelle visuelle analogique (EVA) pour l'intensité de la douleur

Tableau (5) : Fréquence et répartition en pourcentage des femmes âgées de l'étude concernant leur niveau de douleur (n= 300).

Niveau de douleur	Non	%
1. Pas de douleur.	0	0.0
2. Douleur modérée.	90	30.0
3. Douleur intense.	210	70.0

Le tableau (5) révèle que plus des deux tiers (70 %) des femmes âgées étudiées souffraient de douleurs sévères et que 30 % d'entre elles souffraient de douleurs modérées.

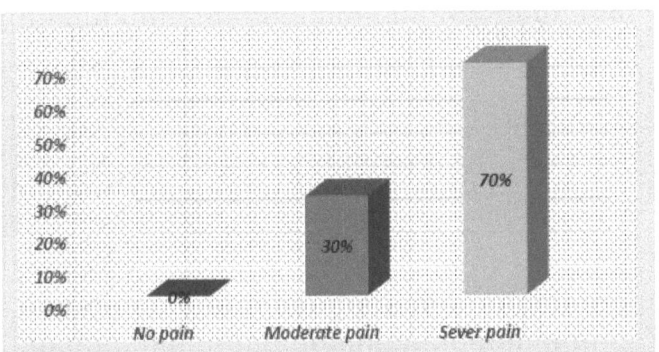

Figure (4) Niveau de douleur totale chez les femmes âgées étudiées (n=300).

La figure (4) montre que plus des deux tiers (70%) des femmes âgées étudiées souffraient de douleurs sévères et que 30% d'entre elles avaient un niveau de douleur modéré.

Partie IV : Inventaire de l'adaptation à la douleur (ICD)

Tableau (6) : Fréquence et répartition en pourcentage des femmes âgées ayant participé à l'étude concernant leur niveau d'adaptation à la douleur par rapport à l'adaptation positive (n= 300).

Articles	Rarement		Parfois, quelques		Parfois beaucoup		presque toujours	
	Non	%	Non	%	Non	%	Non	%
Adaptation positive								
A- Transformation de la douleur								
1- faire comme si la douleur n'existait pas	32	10.7%	139	46.3%	69	23.0%	60	20.0%
2- prétendre que la douleur ne concerne pas mon corps	31	10.3%	123	41.0%	52	17.3%	94	31.4%
3- imaginer que la douleur est moins violente qu'elle ne l'est en réalité	85	28.3%	99	33.0%	100	33.3%	16	5.3%
4- penser aux difficultés des autres	44	14.7%	121	40.3%	80	26.7%	55	18.3%
B- Distraction								
1- prendre un bain ou une douche	62	20.7%	90	30.0%	118	39.3%	30	10.0%
2- penser à des choses agréables ou à des événements	61	20.3%	74	24.7%	141	47.0%	24	8.0%
3- me distraire en pratiquant une activité physique	25	8.3%	118	39.3%	84	28.0%	73	24.4%
4- me distraire en lisant, en écoutant de la musique, etc.	62	20.7%	86	28.6%	125	41.7%	27	9.0%
5- faire quelque chose, trouver agréable	32	10.7%	119	39.7%	84	28.0%	65	21.6%
C- Réduire les exigences								
1- poursuivre des	32	10.7%	112	37.3%	85	28.3%	71	23.7%

activités avec moins d'efforts								
2- poursuivre les activités à un rythme plus lent	81	27.0%	116	38.7%	73	24.3%	30	10.0%
3- poursuivre les activités de manière moins précise	57	19.0%	108	36.0%	78	26.0%	57	19.0%

Le **tableau (6)** révèle que plus de la moitié (27%) des femmes âgées étudiées poursuivent rarement des activités à un rythme plus lent, (41%) d'entre elles prétendent parfois que la douleur ne concerne pas mon corps, (47,0%) d'entre elles supposent parfois beaucoup penser à des choses agréables et (24,4%) d'entre elles se distraient presque toujours en entreprenant une activité physique.

Tableau (7) : Fréquence et répartition en pourcentage des femmes âgées ayant participé à l'étude en ce qui concerne leur niveau d'adaptation à la douleur par rapport à l'adaptation négative (n= 300).

Articles	Rarement		Parfois, quelques		Parfois beaucoup		presque toujours	
	Non	%	Non	%	Non	%	Non	%
Adaptation négative								
A- Retraite								
1- Veiller à ce que je ne m'énerve pas	54	18.0%	108	36.0%	47	15.7%	91	30.3%
2- se retirer dans un environnement reposant	18	6.0%	71	23.7%	85	28.3%	126	42.0%
3- éviter les bruits gênants	54	18.0%	78	26.0%	80	26.7%	88	29.3%
4- Evitez la lumière	27	9.0%	62	20.6%	89	29.7%	122	40.7%
5- je fais attention à ce que je mange ou à ce que je bois	18	6.0%	109	36.3%	68	22.7%	105	35.0%
6- Se séparer	36	12.0%	60	20.0%	108	36.0%	96	32.0%
7- Lorsque je suis à l'extérieur, j'essaie de rentrer rapidement à la maison.	63	21.0%	32	10.6%	146	48.7%	59	19.7%
B- Inquiétude								
1- Se concentrer sur la douleur en permanence	26	8.7%	56	18.6%	75	25.0%	143	47.7%
2 - Auto-administration d'autres stimuli physiques	6	2.0%	42	14.0%	108	36.0%	144	48.0%
3- Pensez aux choses qui ne sont pas faites à cause de la douleur	30	10.0%	30	10.0%	54	18.0%	186	62.0%
4- commencer à s'inquiéter	0	0.0%	104	34.7%	69	23.0%	127	42.3%
5- s'interroger sur la cause de la douleur	4	1.3%	79	26.3%	69	23.0%	148	49.3%
6- penser que la douleur va s'aggraver	24	8.0%	41	13.7%	139	46.3%	96	32.0%
7- Pensez à des	30	10.0%	67	22.3%	86	28.7%	117	39.0%

moments sans douleur								
8- je pense que je vais devenir fou de douleur	28	9.3%	43	14.3%	104	34.7%	125	41.7%
9- Les autres ne comprennent pas ce que c'est que d'avoir mal.	88	29.3%	44	14.7%	69	23.0%	99	33.0%
C- Repos								
1- cesser mes activités	62	20.7%	46	15.3%	58	19.3%	134	44.7%
2- me limiter à des activités simples	0	0.0%	95	31.7%	100	33.3%	105	35.0%
3- ne pas faire d'efforts physiques	92	30.7%	3	1.0%	26	8.7%	179	59.7%
4- repos assis ou allongé	57	19.0%	122	40.7%	47	15.6%	74	24.7%
5- Adopter une position corporelle confortable	64	21.3%	90	30.0%	32	10.7%	114	38.0%

Le tableau (7) révèle que plus de la moitié (62%) des femmes âgées étudiées pensent presque toujours à des choses qui ne sont pas faites à cause de la douleur, (48,7%) d'entre elles sont Parfois beaucoup Quand elles sont à l'extérieur, elles essaient de rentrer rapidement chez elles, (40,7%) d'entre elles sont parfois Parfois un peu beaucoup se reposent assises ou allongées et (30,7%) d'entre elles sont rarement n'exercent pas d'effort physique.

Tableau (8) : Fréquence et répartition en pourcentage des femmes âgées de l'étude concernant les stratégies d'adaptation à la douleur qu'elles utilisent (n= 300).

Articles	Faible niveau d'adaptation		Niveau d'adaptation modéré		Niveau d'adaptation élevé	
	Non	%	Non	%	Non	%
Transformation de la douleur	130	43.3%	148	49.3%	22	7.4%
Distraction	110	36.7%	151	50.3%	39	13.0%
Réduire les exigences	115	38.3%	133	44.3%	52	17.4%
Retraite	222	74.0%	19	6.3%	59	19.7%
Inquiétude	251	83.7%	23	7.7%	26	8.6%
Repos	172	57.3%	22	7.3%	106	35.4%
Total de l'adaptation	150	50.0%	98	32.7%	52	17.3%

Le tableau (8) montre que plus des deux tiers (83,7%) des femmes âgées étudiées ont un niveau d'adaptation faible en ce qui concerne la réduction des exigences, (50,3%) d'entre elles ont un niveau d'adaptation modéré en ce qui concerne la distraction et (35,4%) d'entre elles ont un niveau d'adaptation élevé en ce qui concerne l'adaptation au repos.

Tableau (9) : Moyenne et norme des stratégies d'adaptation à la douleur utilisées par les femmes âgées étudiées (n= 300).

Variables	Score total	Minimum	Maximum	Moyenne ±SD	% de la note moyenne
Transformation de la douleur	16	6.00	15.00	9.86±1.90	61.64
Distraction	20	7.00	18.00	12.49±2.46	62.46
Réduire les exigences	12	4.00	12.00	7.27±1.85	60.61
Retraite	28	9.00	27.00	15.24±5.69	54.44
Inquiétude	36	11.00	34.00	17.31±6.18	48.08
Repos	20	5.00	19.00	11.00±4.49	55.0%

Le tableau (9) indique que la stratégie de gestion de la douleur fondée sur l'inventaire des distractions présente le pourcentage de score moyen le plus élevé parmi les autres stratégies étudiées (62,46 %), et que la stratégie fondée sur l'inventaire de la douleur au repos présente le pourcentage de score de douleur le plus faible (55,0 %).

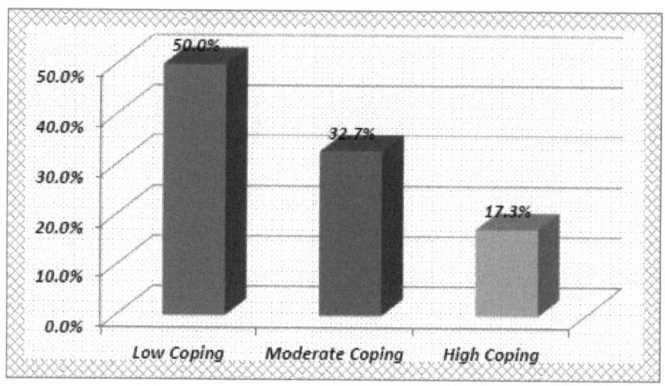

Figure (5) : Niveau total d'adaptation des femmes âgées étudiées (n=300).

La figure (5) montre que plus des deux tiers (50,0%) des femmes âgées étudiées ont un niveau d'adaptation faible, (32,7%) un niveau d'adaptation modéré et seulement (17,3%) un niveau d'adaptation élevé.

Partie V : Relations et corrélations entre les variables étudiées chez les femmes âgées

Tableau (10) : Comparaison entre les caractéristiques démographiques et l'échelle de Katz pour l'indépendance dans les activités de la vie quotidienne (ADL) chez les femmes âgées étudiées. (n=300)

Caractéristiques démographiques	Non	Fonction complète		Déficience fonctionnelle modérée		Déficience fonctionnelle grave		X2	Valeur P
		Non	%	Non	%	Non	%		
L'âge									
65 -<70 ans	182	98	32.7	79	26.3	5	1.7	17.29	0.002*
70-<75ans	102	33	11.0	65	21.7	4	1.3		
≥ 75 ans	16	12	4.0	4	1.3	0	0.0		
Niveau d'éducation									
Ne pas lire et écrire	58	0	0.0	54	18.0	4	1.3	76.93	0.000**
Lire et écrire	30	21	7.0	9	3	0	0.0		
Enseignement primaire	60	25	8.3	34	11.4	1	0.3		
Enseignement intermédiaire	152	97	32.4	51	17.0	4	1.3		
Statut professionnel									
Ne fonctionne pas	89	49	16.4	40	13.3	0	0.0	73.37	0.000**
entreprise libre	59	0	0.0	54	18.0	5	1.7		
Emploi gouvernemental	110	66	22.0	40	13.3	4	1.3		
Retraité	42	28	14.0	14	4.7	0	0.0		
État civil									
Marié(e)	211	97	32.4	105	35.0	9	3.0	4.25	0.119
Veuve	89	46	15.3	43	14.3	0	0.0		
Lieu de résidence									
Rural	181	98	32.7	80	26.6	3	1.0	9.19	0.010*
Urbain	119	45	15.0	68	22.7	6	2.0		
Revenu mensuel									
Adéquat	144	71	23.7	66	22.0	7	2.3	4.04	0.133
Insuffisant	156	72	24.0	82	27.3	2	0.7		

* Statistiquement significatif à p≤0,05
** Hautement significatif sur le plan statistique à p≤0,01

Le tableau (10) révèle qu'il existe une différence statistiquement significative entre le niveau d'indépendance des femmes âgées dans les activités de la vie quotidienne, d'une part, et leur âge et leur lieu de résidence, d'autre part, et une différence statistiquement très significative entre le niveau d'indépendance des femmes âgées dans les activités de la vie quotidienne, d'une part, et leur niveau d'éducation et leur statut professionnel, d'autre part. En revanche, il n'y a pas de différence statistiquement significative entre le niveau d'indépendance des femmes âgées dans les activités de la vie quotidienne et leur état civil et leur revenu mensuel.

Tableau (11) : Comparaison entre les caractéristiques démographiques et le niveau de douleur chez les femmes âgées étudiées. (n=300)

Caractéristiques démographiques	Non	Pas de douleur		Niveau de douleur modéré		Niveau de douleur intense		X2	Valeur P
		Non	%	Non	%	Non	%		
L'âge									
65 -<70 ans	182	0	0.0	60	20.0	122	40.7	7.63	0.022*
70-<75ans	102	0	0.0	30	10.0	72	24.0		
≥ 75 ans	16	0	0.0	0	0.0	16	5.3		
Niveau d'éducation									
Ne pas lire et écrire	58	0	0.0	29	9.7	29	9.7	29.07	0.000**
Lire et écrire	30	0	0.0	0	0.0	30	10.0		
Enseignement primaire	60	0	0.0	24	8.0	36	12.0		
Enseignement intermédiaire	152	0	0.0	37	12.3	115	38.3		
Statut professionnel									
Ne fonctionne pas	89	0	0.0	77	25.7	12	4.0	195.97	0.000**
entreprise libre	59	0	0.0	0	0.0	59	19.7		
Emploi gouvernemental	110	0	0.0	13	4.3	97	32.3		
Retraité	42	0	0.0	0	0.0	42	14.0		
État civil									
Marié(e)	211	0	0.0	37	12.3	174	58.0	52.61	0.000**
Veuve	89	0	0.0	53	17.7	36	12.0		
Lieu de résidence									
Rural	181	0	0.0	90	30.0	91	30.3	84.53	0.000**
Urbain	119	0	0.0	0	0.0	119	39.7		
Revenu mensuel									
Adéquat	144	0	0.0	52	17.3	92	30.7	4.92	0.026*
Insuffisant	156	0	0.0	38	12.7	118	39.3		

* Statistiquement significatif à p≤0,05
** Hautement significatif sur le plan statistique à p≤0,01

Le tableau (11) montre qu'il existe des différences statistiquement significatives entre le niveau de douleur des femmes âgées, d'une part, et leur âge et leur revenu mensuel, d'autre part. En revanche, il existe des différences statistiquement très significatives entre le niveau de douleur des femmes âgées et leur niveau d'éducation, leur statut professionnel, leur statut matrimonial et leur lieu de résidence.

Tableau (12) : Comparaison entre les caractéristiques démographiques et le niveau d'adaptation à la douleur chez les femmes âgées étudiées. (n=300).

Caractéristiques démographiques	Non	Faible niveau d'adaptation		Niveau d'adaptation modéré		Niveau d'adaptation élevé		X^2	Valeur P
		Non	%	Non	%	Non	%		
L'âge									
50 ≤ 60 ans	182	75	50.0%	64	65.3%	43	82.7%	44.17	<0.001 **
60 > 70 ans	102	74	49.3%	22	22.4%	6	11.5%		
> 70 ans	16	1	0.7%	12	12.2%	3	5.8%		
Niveau d'éducation									
Ne pas lire et écrire	58	42	28.0%	12	12.2%	4	7.7%	78.74	<0.001 **
Lire et écrire	30	0	0.0%	10	10.2%	20	38.5%		
Enseignement primaire	60	22	14.7%	27	27.6%	11	21.2%		
Enseignement intermédiaire	152	86	57.3%	49	50.0%	17	32.7%		
Statut professionnel									
Ne fonctionne pas	89	42	28.0%	22	22.4%	25	48.1%	21.93	<0.001 **
entreprise libre	59	22	14.7%	27	27.6%	10	19.2%		
Emploi gouvernemental	110	66	44.0%	30	30.6%	14	26.9%		
Retraité	42	20	13.3%	19	19.4%	3	5.8%		
État civil									
Marié(e)	211	90	60.0%	74	75.5%	48	92.3%	21.09	<0.001 **

Veuve	89	60	40.0%	24	24.5%	4	7.7%	
Lieu de résidence								
Rural	181	102	68.0%	51	52.0%	28	53.8%	7.41	<0.05*
Urbain	119	48	32.0%	47	48.0%	24	46.2%	
Revenu mensuel								
Adéquat	144	60	40.0%	49	50.0%	35	67.3%	11.77	<0.05*
Insuffisant	156	90	60.0%	49	50.0%	17	32.7%	

* Statistiquement significatif à p≤0,05
** Hautement significatif sur le plan statistique à p≤0,01

Le tableau (12) montre qu'il existe une différence statistiquement significative entre le niveau d'adaptation à la douleur des femmes âgées et leur âge, leur niveau d'éducation, leur statut professionnel et leur état civil. Par ailleurs, il existe une différence statistiquement significative entre le niveau d'adaptation à la douleur des femmes âgées, leur revenu mensuel et leur lieu de résidence.

Tableau (13) : Corrélation entre l'échelle de Katz pour les AVQ, l'échelle visuelle analogique et l'inventaire de la gestion de la douleur.

Variables	Inventaire d'adaptation à la douleur	
	r	Valeur p
Échelle de Katz pour l'ADL	0.109	0.059*
Échelle visuelle analogique	- 0.280	0.000**

r Corrélation de Pearson
* Statistiquement significatif à p≤0,05
** Hautement statistiquement significatif à p≤0,01

Le tableau (13) révèle qu'il existe une forte corrélation négative entre l'inventaire total de la gestion de la douleur et l'échelle visuelle analogique, ainsi qu'entre l'échelle de Katz pour les AVQ et l'échelle visuelle analogique. En revanche, il existe une corrélation positive entre l'échelle de Katz pour les AVQ et l'inventaire de la gestion de la douleur.

Discussion

L'arthrose est une maladie systémique auto-immune chronique du tissu conjonctif, caractérisée par une synovite progressive dans les articulations symétriques, qui entraîne de graves handicaps et une mortalité prématurée. Les effets les plus graves de l'arthrite rhumatoïde (OA) sont la perte de la fonction physique et la douleur chronique, qui peuvent avoir un impact majeur sur différents domaines de l'existence de la personne. Les personnes atteintes d'arthrose ont des résultats nettement moins bons en ce qui concerne le fonctionnement physique en particulier. Cependant, l'arthrose a également un impact majeur sur d'autres domaines de la vie humaine, par exemple les relations sociales, la vie familiale et le bien-être psychologique *(Stanisławski, 2019)*.

Des recherches récentes ont montré que le rôle des infirmières dans la prise en charge des patients atteints d'arthrite inflammatoire chronique est de plus en plus évident. Les infirmières en santé communautaire aident les patients atteints d'arthrose à atteindre l'objectif ultime de rémission ou de faible activité de la maladie. En fonction des besoins individuels du patient, elles l'encouragent et l'aident à adopter des comportements et des activités de santé qui favorisent le repos et l'exercice, réduisent le stress et encouragent l'indépendance *(Shamekh et al., 2022)*. L'objectif de la présente étude était donc d'évaluer les stratégies d'adaptation des femmes âgées souffrant de douleurs liées à l'arthrose du genou dans la ville de Beni-Suef.

En ce qui concerne les caractéristiques du personnel des femmes étudiées, la présente étude a indiqué que plus de la moitié des femmes âgées étudiées avaient un âge compris entre 65 et 70 ans avec une moyenne de 69,8 ans et vivaient dans des zones rurales, près d'un tiers d'entre elles avaient des emplois gouvernementaux, plus de deux tiers d'entre elles étaient mariées. Ces résultats vont dans le même sens que ceux d'*Abdelaleem et al. (2018)*, qui ont révélé que la majorité des patients étaient âgés de 50 à 70 ans et étaient mariés. En revanche, les résultats de la présente étude sont en désaccord avec *Östlind et al. (2022)*, qui ont ajouté que la majorité de l'échantillon étudié vivait en milieu urbain et travaillait.

En ce qui concerne le niveau d'éducation des femmes étudiées, les résultats de la présente étude ont révélé que près de la moitié des femmes étudiées avaient un niveau d'éducation secondaire. Ces résultats sont en désaccord avec ceux de *Jormand et al. (2022)* qui indiquent que plus de la moitié de l'échantillon étudié n'avait pas d'instruction.

En ce qui concerne l'ancienneté de l'arthrose chez les femmes étudiées, les résultats de la présente étude ont révélé que plus d'un tiers des femmes âgées étudiées avaient des problèmes d'articulation du genou depuis ≥ 5 ans. Ces résultats sont en accord avec ceux de *Jaiswal et al. (2021)* qui indiquent que près de la moitié de l'échantillon étudié souffrait d'une polyarthrite rhumatoïde depuis 5 ans.

En ce qui concerne les antécédents médicaux d'arthrite chez les femmes étudiées, les résultats de la présente étude ont souligné que plus de la moitié des femmes étudiées avaient un problème d'articulation dans les deux genoux, la majorité d'entre elles avaient une douleur, qui augmentait régulièrement dans son intensité. Ces résultats sont en accord avec *Saffari et al, (2018)* qui ont déclaré que les principaux symptômes qui caractérisent l'arthrose comprennent la douleur persistante, le gonflement, la déformation des articulations, la raideur matinale et la fatigue générale.

En ce qui concerne l'effet des troubles liés à l'arthrose sur le bien-être physique, les résultats de la présente étude ont révélé que la grande majorité des femmes étudiées souffraient d'un handicap et ne participaient pas aux activités, étaient fatiguées et souffraient d'insomnie. Ces résultats peuvent être liés au fait que la polyarthrite rhumatoïde, en tant qu'affection auto-immune systémique chronique, affecte principalement les articulations synoviales, provoquant une inflammation (synovite), une érosion des articulations et des lésions du cartilage. Il en résulte une réduction de l'état fonctionnel et un handicap chez de nombreux patients. L'arthrose peut également se manifester sous la forme d'une maladie extra-articulaire.

Ces résultats vont dans le même sens que ceux de ***Mirzaei et al. (2017)*** qui ajoutent que la polyarthrite rhumatoïde peut affecter la plupart des organes du corps, entraînant des taux de mortalité et de morbidité plus élevés. De plus, ***Jeihooni et al. (2021)*** ajoutent que l'arthrose est responsable d'une diminution marquée de l'activité physique et concluent que l'activité physique apporte de nombreux avantages aux patients atteints de PR et qu'elle devrait être largement pratiquée. La promotion de l'activité physique devrait faire partie des objectifs de l'éducation thérapeutique des patients atteints d'arthrose.

En ce qui concerne la fatigue en tant qu'effet physique de l'arthrose chez les femmes étudiées, les résultats de la présente étude ont révélé que la grande majorité des femmes étudiées souffraient de fatigue. Ces résultats peuvent être liés au fait que l'IL-6 active l'axe HPA sans production compensée de cortisol, ce qui entraîne de la fatigue. L'étiologie de la fatigue dans la PR a été largement expliquée par l'effet des cytokines *(Mueller et al., 2021)*. En outre, ces résultats vont dans le même sens que ceux de *Pope (2020*), qui a indiqué que la fatigue est commune à toutes les maladies rhumatismales et musculo-squelettiques, 41 à 80 % des patients atteints de polyarthrite rhumatoïde (OA) faisant état d'une fatigue importante. En outre, *El-Sayed & Hassanein (2021) ont indiqué que la* prévalence de la fatigue variait de 40 à 76 % chez les femmes souffrant d'arthrose et de fibromyalgie respectivement, et de 60 à 74 % chez celles souffrant d'arthrite axiale spondylaire.

Les troubles du sommeil sont fréquents chez les patients atteints de maladies chroniques, telles que l'arthrose. Ces résultats peuvent être dus au fait que la mauvaise qualité du sommeil est fortement associée à la douleur, à l'humeur, à la fatigabilité, au stress et à l'activité de la maladie dans la population atteinte de maladies rhumatismales. Divers troubles primaires du sommeil ont été observés dans la PR, notamment une forte prévalence de l'apnée obstructive du sommeil, de l'insomnie et du syndrome des jambes sans repos *(Shamekh et al., 2022)*. Ces résultats vont dans le même sens que ceux d'*Östlind et al. (2022)*, qui ont déterminé que la fréquence des troubles du sommeil chez 100 patients atteints de PR était de 72 %. Plus récemment, *Abdelaleem et al. (2018)*, qui ont mené une enquête auprès de 305 patients, ont conclu qu'un mauvais contrôle de l'arthrose est associé à une réduction de la qualité du sommeil, ce qui s'explique probablement par les éveils liés à la douleur.

En raison de la douleur constante et de l'incapacité croissante, les personnes atteintes d'arthrose peuvent également souffrir des conséquences psychologiques négatives de la maladie, telles que les changements d'humeur, la dépression et l'anxiété. En ce qui concerne l'effet de l'arthrose sur la santé psychologique des femmes étudiées, les résultats de la présente étude ont révélé que la majorité d'entre elles ont indiqué que la maladie arthrosique avait des répercussions très négatives sur leur état psychologique. Ces résultats peuvent être liés au fait que de nombreux facteurs psychosociaux sont impliqués dans l'arthrose, car la maladie est chronique et progressive. Les traitements actuels peuvent ralentir la progression de la maladie, mais il n'existe pas de traitement curatif de la PR.

Ces résultats vont dans le même sens que ceux de *Saffari et al. (2018)*, qui ajoutent que de nombreux patients atteints d'arthrose sont stressés par la diminution de leur mobilité, l'augmentation de leur handicap et la réduction de leur indépendance. Les symptômes de dépression, de perte d'emploi, de luttes économiques, de problèmes sociaux et relationnels et de changements dans le statut de la relation sont élevés chez les personnes atteintes de PR *Jeihooni et al. (2021)*.

En ce qui concerne l'effet de l'arthrose sur la santé sociale des femmes étudiées, les résultats de la présente étude ont révélé que la majorité d'entre elles ont indiqué que la maladie arthrosique avait un impact très négatif sur leur statut social. Ces résultats peuvent être liés au fait que l'arthrose peut être à l'origine de limitations dans la participation au travail ou à des événements sociaux, de difficultés dans l'accomplissement des activités de la vie quotidienne et dans le respect du genre, de la culture, des rôles familiaux et des identités.

Ces résultats vont dans le même sens que ceux de *Srour & Saad (2022)* qui ont montré que l'arthrose affecte négativement la dimension sociale de l'échantillon étudié, car la perte d'identité et la perte d'indépendance sont causées par la dépendance à l'égard des autres pour accomplir les tâches quotidiennes, ce qui peut conduire à des sentiments de culpabilité et de honte. En outre, des chercheurs néerlandais ont comparé des patients atteints d'arthrose à d'autres qui n'en souffraient pas afin de déterminer si la participation limitée et la dépendance à l'égard des autres entraînaient des sentiments de culpabilité et de honte *(Jormand et al., 2022)*.

La douleur dans l'arthrose peut ne pas être liée aux lésions articulaires et même se produire avant l'apparition d'une inflammation locale et d'un gonflement de la synovie, les patients atteints d'arthrose présentant un degré de douleur plus élevé ont signalé une réduction plus importante de la qualité de vie *Arslan et al. (2019)*.

Les résultats de la présente étude ont révélé que l'intensité de la douleur arthritique varie de modérée à sévère, et les plus de deux tiers des femmes étudiées avaient une intensité de douleur sévère. En outre, un rapport de l'Organisation mondiale de la santé (OMS) souligne les liens étroits entre les conditions musculo-squelettiques douloureuses et la réduction de l'activité physique, de la capacité fonctionnelle et du bien-être ***Chen et al. (2019)***. Ces résultats sont en accord avec ***Driban et al, (2020)*** qui ajoutent que la majorité des femmes étudiées avaient un degré de douleur sévère

En ce qui concerne l'effet de l'arthrose sur l'indépendance des femmes âgées étudiées dans les activités de la vie quotidienne, la présente étude a révélé que près de la moitié des femmes étudiées avaient une déficience fonctionnelle modérée en général. En outre, près de la moitié des femmes étudiées sont indépendantes pour s'habiller (et ont besoin d'une supervision, de conseils et d'une assistance personnelle ou de soins complets). Ces résultats peuvent être dus au fait que la fatigue peut avoir un impact substantiel sur les activités de la vie quotidienne des patients et sur leur qualité de vie globale ***Clynes et al. (2019)***. Elle est souvent identifiée comme l'un des aspects les plus difficiles des maladies rhumatismales chroniques. Les causes de la fatigue semblent multifactorielles dans l'arthrite ; l'activité de la maladie joue un rôle, mais des facteurs supplémentaires tels que la détresse psychologique et les traitements peuvent être des causes supplémentaires de fatigue ***Katz, (2017)***.

Les stratégies de traitement de l'arthrose ont été considérablement réformées au cours des 20 dernières années, grâce à un diagnostic précoce, à l'utilisation en temps opportun de médicaments antirhumatismaux modificateurs de la maladie (DMARD) et à l'introduction de nouveaux "agents biologiques" efficaces, qui ont tous conduit à une réduction de l'activité de la maladie et à une diminution du nombre d'incapacités signalées. Cependant, malgré ces nouvelles stratégies de traitement, des incapacités sont encore signalées, ce qui indique la nécessité de nouvelles interventions multi-professionnelles non pharmacologiques pour compléter la médication **Lucić & Grazio, (2018)**.

En ce qui concerne le traitement de la douleur liée à la polyarthrite rhumatoïde, les résultats de la présente étude ont révélé que le pourcentage le plus élevé des femmes étudiées avait reçu une injection et que la moitié d'entre elles avaient également suivi une physiothérapie pour traiter la polyarthrite rhumatoïde ; ces résultats vont dans le même sens que ceux de **Viswas et al (2021)**, qui ont ajouté que les interventions pharmacologiques pour les maladies rhumatismales ont un effet limité sur la fatigue et que d'autres traitements sont nécessaires.

Il existe deux types d'adaptation : a) "adaptation active" (stratégies utilisées pour contrôler la douleur ou pour fonctionner malgré la douleur) par opposition à "adaptation passive" (retrait et abandon du contrôle de la douleur) ; b) "approche" (stratégies d'engagement vis-à-vis de la douleur ou de ses causes) par opposition à "évitement" (stratégies d'engagement des efforts loin de la douleur) ***Stanisławski, (2019)***.

En ce qui concerne les stratégies adoptées par les femmes étudiées dans le cadre de la présente étude, celle-ci a révélé que les femmes étudiées ont adopté différentes stratégies pour faire face à la douleur arthritique, notamment l'adaptation positive et l'adaptation négative, les stratégies d'adaptation positive comprenant la transformation de la douleur, la distraction et la réduction de la demande. Les résultats de l'étude actuelle indiquent que la distraction est l'une des stratégies d'adaptation les plus utilisées par les femmes étudiées. Ces résultats sont en accord avec l'étude de ***Janiszewska et al. (2020) sur*** "l'évaluation des stratégies d'adaptation observées chez les femmes atteintes de polyarthrite rhumatoïde", qui a ajouté que la stratégie de distraction pour faire face à la douleur était très utilisée par les patientes atteintes de polyarthrite rhumatoïde.

En outre, la transformation de la douleur est la deuxième stratégie d'adaptation positive utilisée par les femmes étudiées, près de 50 % d'entre elles l'utilisant parfois beaucoup et presque toujours. Ce résultat a été confirmé par ***Santos et al. (2020)***, qui ont indiqué que la transformation de la douleur est l'une des stratégies d'adaptation à la douleur les plus efficaces adoptées par les patients souffrant de douleurs liées à la polyarthrite rhumatoïde.

En ce qui concerne l'adoption par les femmes étudiées d'une stratégie d'adaptation passive, les résultats de la présente étude ont révélé que la stratégie d'adaptation passive de repos était principalement utilisée par plus de la moitié des femmes étudiées, ce qui peut être dû au fait qu'elles ne font presque jamais d'efforts physiques, en raison de l'incapacité physique causée par la physiologie de la polyarthrite rhumatoïde. Ces résultats sont en accord avec ***Martinec et al. (2019)*** qui ont ajouté que les patients étudiés atteints de polyarthrite rhumatoïde préféraient se reposer afin d'éviter d'augmenter l'intensité de la douleur.

La retraite est une modalité de médecine intégrative qui peut être utile pour gérer non seulement la douleur chronique, mais aussi la dépression et l'anxiété qui y sont associées. En outre, elle peut améliorer les déficits des fonctions cognitives associés à la douleur chronique. Des recherches récentes menées à l'université de Stanford suggèrent que la retraite et les pratiques respiratoires pourraient être la solution pour surmonter la crise des opioïdes.

En outre, la retraite était la deuxième stratégie d'adaptation passive utilisée par les femmes étudiées, car près de la moitié d'entre elles se retirent presque toujours dans un environnement reposant, le résultat de l'étude actuelle va dans le même sens que *Clynes et al. (2019)* qui ont ajouté que les patients atteints d'arthrose recherchent des soins immédiats auprès de multiples fournisseurs traditionnels avec une large gamme de produits et de services sans aucun contrôle d'accès. La préoccupation la plus importante exprimée par les praticiens, l'environnement reposant se retirer comme une sécurité et l'efficacité des traitements traditionnels.

En ce qui concerne la relation entre le niveau d'indépendance des femmes étudiées dans les activités de la vie quotidienne et leurs caractéristiques personnelles, y compris "l'âge et la résidence, il y avait une différence statistiquement significative entre le niveau d'indépendance des femmes âgées dans les activités de la vie quotidienne et leur niveau d'éducation et leur statut professionnel. Ceci est en accord avec **_Lazaridou et al. (2018)_** qui ont déclaré qu'il y avait une relation statistiquement significative entre le niveau d'indépendance des patients dans les AVQ et leur âge, leur résidence, leur niveau d'éducation, leur sexe et leur statut professionnel.

En ce qui concerne la relation entre le niveau de douleur des femmes étudiées et leurs caractéristiques personnelles, les caractéristiques personnelles montrent qu'il existe des différences statistiquement significatives entre le niveau de douleur des femmes âgées, leur âge et leur revenu mensuel. En revanche, les différences entre le niveau de douleur des femmes âgées et leur niveau d'éducation, leur statut professionnel, leur état civil et leur lieu de résidence sont très significatives sur le plan statistique. Ces résultats vont dans le même sens que ceux d'**_Aiyegbusi et al. (2019)_**, qui ont montré qu'il existait une relation significative entre la douleur liée à la polyarthrite rhumatoïde de l'échantillon étudié et les caractéristiques de son personnel ($p < 0,05$).

En ce qui concerne la relation entre le niveau d'adaptation à l'activité des femmes étudiées et leurs caractéristiques personnelles, il existe une relation statistiquement significative entre le niveau d'adaptation à la douleur des femmes âgées et leur âge, leur niveau d'éducation, leur statut professionnel et leur situation matrimoniale. En revanche, il existe une différence statistiquement significative entre le niveau d'adaptation des femmes âgées à la douleur, leur revenu mensuel et leur lieu de résidence. Les résultats de la présente étude sont confirmés par *Allen et al. (2019)*, qui indiquent qu'il existe une relation significative entre l'âge et le niveau d'éducation de l'échantillon étudié et leur niveau d'utilisation de stratégies d'adaptation actives.

En ce qui concerne la corrélation entre le niveau de douleur et les stratégies d'adaptation actives et passives, les résultats de la présente étude ont révélé une association positive significative entre le niveau de douleur et les stratégies d'adaptation négatives, c'est-à-dire que plus l'adaptation négative est importante, plus le niveau de douleur est élevé. Ces résultats sont conformes à ceux de *Driban et al. (2020)*, qui ajoutent que l'adaptation passive est associée à une douleur plus forte et à une dépression liée à l'incapacité, tandis que l'adaptation active est associée à une douleur moindre et à une dépression liée à l'incapacité.

Conclusion

Sur la base des résultats de la présente étude, on peut conclure que :

Les stratégies d'adaptation actives les plus souvent appliquées par les femmes étudiées sont la distraction et la transformation de la douleur, tandis que les stratégies d'adaptation passives appliquées par les femmes sont le repos et la retraite. En outre, il existe une relation significative entre les caractéristiques personnelles des femmes étudiées et leur incapacité physique, la douleur liée à la polyarthrite rhumatoïde et le score total de leurs stratégies d'adaptation. En outre, il existe une forte association négative entre l'inventaire total de l'adaptation à la douleur et l'échelle visuelle analogique, ainsi qu'entre l'échelle de Katz pour les AVQ et l'échelle visuelle analogique. En revanche, il existe une corrélation positive entre l'échelle de Katz pour les AVQ et l'inventaire de l'adaptation à la douleur.

Recommandation

Sur la base des résultats de la présente étude, les recommandations suivantes peuvent être formulées :

- Évaluation périodique des femmes âgées souffrant d'arthrose à l'hôpital universitaire de Beni-Suef.

- Aider les femmes âgées souffrant d'arthrose à améliorer leurs stratégies d'adaptation à l'hôpital universitaire de Beni-Suef.

- Élaboration d'un livret arabe simplifié, illustré et complet comprenant des informations sur l'arthrose, son régime thérapeutique et les stratégies d'adaptation.

- L'éducation à la santé par le biais des médias de masse sur la manière de traiter l'arthrose.

- Sensibiliser le public à l'efficacité et à la tolérabilité du traitement pour réduire la douleur et les complications de l'arthrose par le biais d'un programme dirigé vers les personnes de la communauté.

- D'autres études devraient être menées dans des contextes différents.

Résumé

L'arthrose est l'une des maladies articulaires les plus courantes dans le monde, elle touche 50 % ou plus des personnes âgées. Elle affecte les genoux de 10 % des femmes âgées de plus de 60 ans et constitue la principale cause de douleur, d'incapacité et d'atteinte à la qualité de vie chez les femmes âgées *(Aweid et al., 2018)*.

L'arthrose du genou est très fréquente et touche 12,4 millions (33,6 %) d'adultes de plus de 65 ans. Il est intéressant de noter que les femmes sont plus touchées et plus affectées par l'arthrose du genou que les hommes. Des études ont montré que l'arthrose s'exprime différemment chez les femmes que chez les hommes et qu'elle peut affecter certaines parties du genou de manière disproportionnée. Outre la zone anatomique touchée, les femmes présentent généralement des stades plus avancés que les hommes, ont des schémas de marche différents et signalent davantage de douleurs et d'incapacités *(Allen et al., 2019)*.

L'objectif de l'étude :

L'objectif de la présente étude est d'évaluer les stratégies d'adaptation des femmes âgées souffrant de douleurs liées à l'arthrose du genou dans la ville de Beni-Suef.

Question de recherche :

Pour atteindre l'objectif de cette étude, les questions de recherche suivantes ont été formulées :

Quelles sont les stratégies d'adaptation utilisées par les femmes âgées souffrant de douleurs liées à l'arthrose du genou dans la ville de Beni-Suef ?

Cadre de la recherche

L'étude actuelle a été menée à l'hôpital universitaire de Beni Suef dans la clinique ambulatoire d'orthopédie et dans l'unité de physiothérapie.

Thèmes

Une technique d'échantillonnage consécutif non probabiliste a été utilisée pour recruter des femmes âgées selon les critères d'éligibilité. La taille estimée de l'échantillon est de 278 sujets. Elle a été portée à 300 pour anticiper un taux de non-réponse d'environ 10 %.

Critères d'inclusion :

- ✓ Personnes âgées (âge ≥65 ans)
- ✓ Diagnostiqué comme souffrant d'arthrose du genou depuis au moins un an ; ceci sera confirmé par l'examen du dossier ou du rapport médical et des antécédents.

Critères d'exclusion :

- ✓ Troubles cognitifs
- ✓ Problèmes de santé autres que l'arthrose qui mettent la vie en danger ou qui limitent gravement le fonctionnement (par exemple, cancer, broncho-pneumopathie chronique obstructive (BPCO), etc.

Outils de collecte de données

Quatre outils ont été utilisés pour collecter les données de la présente étude.

Outil (1) questionnaire d'entretien : il a été élaboré par le chercheur et se compose de deux parties : - le **questionnaire d'entretien : il** a été élaboré par le chercheur et se compose de deux parties
Partie I : Données démographiques : Cette partie concernait les caractéristiques démographiques des femmes âgées, telles que l'âge, le niveau d'éducation, la situation professionnelle, l'état civil et le lieu de résidence.

Partie II : Antécédents médicaux liés à l'arthrose du genou : Elle visait à évaluer les antécédents médicaux actuels des patients concernant l'arthrose du genou.

Outil (2) : Échelle de Katz : Elle vise à évaluer l'indépendance des femmes âgées souffrant d'arthrose du genou en ce qui concerne les activités de la vie quotidienne (AVQ).

Outil(3) : Échelle visuelle analogique (EVA) : Elle vise à évaluer l'intensité de la douleur chez les femmes âgées souffrant d'arthrose du genou.

Outil(4) : Inventaire des stratégies d'adaptation à la douleur (PCI) : Il visait à évaluer les stratégies d'adaptation utilisées pour faire face à la douleur due à l'arthrose chez les femmes âgées souffrant d'arthrose du genou.

La présente étude a révélé les principaux résultats suivants :

- Les résultats de la présente étude montrent que plus de la moitié (60,7%) des femmes âgées étudiées avaient un âge compris entre 65 et 70 ans avec une moyenne ± SD (69,8±4,71), (50,7%) d'entre elles avaient un niveau d'éducation intermédiaire, (36,7%) d'entre elles avaient un emploi gouvernemental, (70,3%) des femmes âgées étudiées étaient mariées et (60,3%) d'entre elles vivaient dans des zones rurales.

- Plus d'un tiers (47,7 %, 49,3 %) des femmes âgées étudiées avaient une fonction complète et une déficience fonctionnelle modérée. En revanche, 3 % d'entre elles présentaient une déficience fonctionnelle sévère.
- Plus des deux tiers (70%) des femmes âgées étudiées souffraient de douleurs sévères et (30%) d'entre elles avaient un niveau de douleur modéré.
- Plus des deux tiers (83,7%) des femmes âgées étudiées avaient un niveau d'adaptation faible en ce qui concerne la réduction des exigences, (50,3%) d'entre elles avaient un niveau d'adaptation modéré en ce qui concerne la distraction et (35,4%) d'entre elles avaient un niveau d'adaptation élevé en ce qui concerne l'adaptation au repos.
- Plus des deux tiers (50,0 %) des femmes âgées étudiées avaient un niveau d'adaptation faible, 32,7 % un niveau d'adaptation modéré et seulement 17,3 % un niveau d'adaptation élevé.
- En ce qui concerne la corrélation entre les variables, il existe une forte corrélation négative entre l'inventaire total de la gestion de la douleur et l'échelle visuelle analogique, ainsi qu'entre l'échelle de Katz pour les AVQ et l'échelle visuelle

analogique. En revanche, il existe une corrélation positive entre l'échelle de Katz pour les AVQ et l'inventaire de la gestion de la douleur.

Conclusion

Sur la base des résultats de l'étude actuelle, on peut conclure que :

Les stratégies d'adaptation actives les plus souvent appliquées par les femmes étudiées sont la distraction et la transformation de la douleur, tandis que les stratégies d'adaptation passives appliquées par les femmes sont le repos et la retraite. En outre, il existe une relation significative entre les caractéristiques personnelles des femmes étudiées et leur incapacité physique, la douleur liée à la polyarthrite rhumatoïde et le score total de leurs stratégies d'adaptation. En outre, il existe une forte association négative entre l'inventaire total de l'adaptation à la douleur et l'échelle visuelle analogique, ainsi qu'entre l'échelle de Katz pour les AVQ et l'échelle visuelle analogique. En revanche, il existe une corrélation positive entre l'échelle de Katz pour les AVQ et l'inventaire de l'adaptation à la douleur.

Recommandation

Les recommandations importantes découlant des résultats de l'étude sont les suivantes :

- Évaluation périodique des femmes âgées souffrant d'arthrose à l'hôpital universitaire de Beni-Suef.
- Aider les femmes âgées souffrant d'arthrose à améliorer leurs stratégies d'adaptation à l'hôpital universitaire de Beni-Suef.

- Élaboration d'un livret arabe simplifié, illustré et complet comprenant des informations sur l'arthrose, son régime thérapeutique et les stratégies d'adaptation.
- L'éducation à la santé par le biais des médias de masse sur la manière de traiter l'arthrose.
- Sensibiliser le public à l'efficacité et à la tolérabilité du traitement pour réduire la douleur et les complications de l'arthrose par le biais d'un programme dirigé vers les personnes de la communauté.
- D'autres études devraient être menées dans des contextes différents.

Références

Abdelaleem, E. A., et Rizk, Y. M. **(2018)** : Qualité de vie liée à la santé chez les patients égyptiens atteints d'arthrose du genou : corrélation avec les mesures liées à la performance. Egypt Rheumatol Rehabil 45(3), 94-99.

Abdel-Aziz, M. A., Ahmed, H. M., El-Nekeety, A. A., et Abdel-Wahhab, M. A. (2021) : Complications de l'arthrose et approches thérapeutiques récentes. Inflammopharmacology, 29(6), 1653-1667.

Afzali, T., Fangel, M. V., Vestergaard, A. S., Rathleff, M. S., Ehlers, L. H., et Jensen, M. B. (2018) : Coût-efficacité des traitements pour les conditions de douleur au genou non arthrosique : A systematic review. PLOS ONE, 13(12), 240-290.

Ahn, J. H., Patel, N. A., Lin, C. C., et Lee, T. Q. (2019) : Le ligament antérolatéral de l'articulation du genou : Une revue de l'anatomie, de la biomécanique et de la chirurgie du ligament antérolatéral. Knee Surgery & Related Research, 31(1), 69-76.

Aiyegbusi, A., Ishola, T. et Akinbo, S. (2019) : Stratégies d'adaptation à la douleur avec l'incapacité fonctionnelle et la qualité de vie chez les patients atteints d'arthrose du genou à Lagos, au Nigeria. Journal des sciences appliquées et de la gestion de l'environnement, 22(12), 1931-1945.

Åkesson, K. S., Sundén, A., Stigmar, K., Fagerström, C., Pawlikowska, T. et Ekvall Hansson, E. (2022) : Enablement and empowerment among patients participating in a supported osteoarthritis self-management programme - a prospective observational study. BMC Musculoskeletal Disorders, 23(1), 298-304.

Allen, K. D., Somers, T. J., Campbell, L. C., Arbeeva, L., Coffman, C. J., Cené, C. W., et Keefe, F. J. (2019) : Formation aux compétences d'adaptation à la douleur pour les Afro-Américains atteints d'arthrose : Résultats d'un essai contrôlé randomisé. Pain, 160(6), 1297-1307.

Almhdie, I, A., Lespessailles, E., et Toumi, H. (2021) : Analyse de la texture de l'os trabéculaire des radiographies conventionnelles pour la prédiction du risque d'arthroplastie totale du genou : Data from the osteoarthritis initiative cohort. Osteoarthritis and Cartilage, 29 (65), 198-211.

Alrushud, A. S., Rushton, A. B., Bhogal, G., Pressdee, F. et Greig, C. A. (2018) : Effet d'un programme combiné de restriction alimentaire et d'activité physique sur la fonction physique et la composition corporelle d'adultes obèses d'âge moyen et plus âgés souffrant d'arthrose du genou (DRPA) : Protocole d'une étude de faisabilité. BMJ Open, 8(12), 1021-1031.

Amarya, S., Singh, K. et Sabharwal, M. (2018) : Processus de vieillissement et changements physiologiques. Gerontology. 9(3),387-391.

Anan, I., Bång, J., Lundgren, H., Wixner, J., et Westermark, P. (2019) : Un rapport de cas d'arthrose associé à l'amylose héréditaire à transthyrétine ATTRV30M. Amyloid, 26(1), 29-30.

Arslan, D. E., Kutlutürkan, S. et Korkmaz, M. (2019) : L'effet du massage aromathérapeutique sur la douleur au genou et l'état fonctionnel chez les participants atteints d'arthrose. Pain Management Nursing, 20(1), 62-69.

Aweid, O., Haider, Z., Saed, A. et Kalairajah, Y. (2018) : Modalités de traitement de l'arthrose de la hanche et du genou : A systematic review of safety. Journal of Orthopaedic Surgery, 26(3), 230-245.

Azzolino, D., Spolidoro, G. C., Saporiti, E., Luchetti, C., Agostoni, C. et Cesari, M. (2021) : Musculoskeletal changes across the lifespan : Nutrition and the life-course approach to prevention. Frontiers in Medicine, 8(4), 697-708.

Barrett, A. E., et Gumber, C. (2018) : Se sentir vieux, corps et âme : L'effet des rappels du corps vieillissant sur l'identité de l'âge. The Journals of Gerontology : Series B, 75(3), 625-629.

Bastos, R., Mathias, M., Andrade, R., Bastos, R., Balduino, A., Schott, V. et Espregueira-Mendes, J. (2018) : Les injections intra-articulaires de cellules souches mésenchymateuses expansées avec et sans ajout de plasma riche en plaquettes sont sûres et efficaces pour l'arthrose du genou. Chirurgie du genou, traumatologie du sport, arthroscopie, 26(11), 3342-3350.

Biver, E., Berenbaum, F., Valdes, A. M., Araujo de Carvalho, I., Bindels, L. B., Brandi, M. L., et Rizzoli, R. (2019) : Microbiote intestinal et gestion de l'arthrose : Un consensus d'experts de la société européenne pour les aspects cliniques et économiques de l'ostéoporose, de l'arthrose et des maladies musculo-squelettiques (ESCEO). Ageing Research Reviews, 55(16), 189-195.

Blakeney, W., Clément, J., Desmeules, F., Hagemeister, N., Rivière, C., et Vendittoli, P. (2018) : L'alignement cinématique dans l'arthroplastie totale du genou reproduit mieux la marche normale que l'alignement mécanique. Chirurgie du genou, traumatologie du sport, arthroscopie, 27(5), 1410-1417.

Bowman, S., Awad, M. E., Hamrick, M. W., Hunter, M. et Fulzele, S. (2018) : Avancées récentes dans la thérapie à base d'acide hyaluronique pour l'arthrose. Médecine clinique et translationnelle, 7(1), 1165-1172.

Burns, D. (2018) : Foundations of adult nursing (2nd ed.) : Londres ; SAGE Publications. PP : 172-176.

Carlson, B. (2022) : The aging of muscle. Muscle Biology, 7(6), 163-184.

Cheng, C. et Woo, S. L. (2020) : Frontiers in orthopaedic biomechanics. USA ; Springer Nature, pp : 189-193, 200.

Chen, D., Shen, J., Zhao, W., Wang, T., Han, L., Hamilton, J. L., et Im, H. (2017) : L'arthrose : Vers une compréhension globale du mécanisme pathologique. Bone Research, 5(1), 897-911.

Chen, H., Zheng, X., Huang, H., Liu, C., Wan, Q. et Shang, S. (2019) : Les effets d'une intervention d'exercice à domicile sur les patients âgés atteints d'arthrose du genou : Une étude quasi-expérimentale. BMC Musculoskeletal Disorders, 20(1), 6-12.

Chen, M., Hu, J., McCoy, T. P., Letvak, S. et Ivanov, L. (2018) : Effet d'une intervention basée sur le mode de vie sur la qualité de vie liée à la santé chez les personnes âgées souffrant d'hypertension. Journal of Aging Research, 2018,18(45), 1-8.

Chow, Y. Y., et Chin, K. (2020) : Le rôle de l'inflammation dans la pathogenèse de l'arthrose. Mediators of Inflammation, 11(9), 1-19.

Chung, M. C., et Kennedy, B. K. (2020) : Aging : Mechanisms, measures, and interventions. PROTEOMICS, 20(4), 5-6.

Clynes, M. A., Jameson, K. A., Edwards, M. H., Cooper, C. et Dennison, E. M. (2019) : Impact de l'arthrose sur les activités de la vie quotidienne : L'emplacement de l'articulation a-t-il de l'importance ? Aging Clinical and Experimental Research, 31(8), 1049-1056.

Collins, N., Hart, H., et Mills, K. (2019) : Revue de l'année de l'arthrose 2018 : Réhabilitation et résultats. Osteoarthritis and Cartilage, 27(3), 378-391.

Conaghan, P. G., Arden, N., Avouac, B., Migliore, A., et Rizzoli, R. (2019) : Sécurité du paracétamol dans l'arthrose : Que dit la littérature ? Drugs & Aging, 36(1), 7-14.

Cooper, K., et Gosnell, K. (2018) : Adult health nursing E-book. Royaume-Uni ; Elsevier Health Sciences, pp : 815-817.

Cornelissen, D., De Kunder, S., Si, L., Reginster, J., Evers, S., et Hiligsmann, M. (2020) : Interventions visant à améliorer l'adhésion aux médicaments contre l'ostéoporose : An updated systematic review. Osteoporosis International, 31(9), 1645-1669.

Conrozier, T., et Lohse, T. (2022) : La glucosamine comme traitement de l'arthrose : Et si c'était vrai ? Frontiers in Pharmacology, 13(19), 1-9.

Distefano, G., et Goodpaster, B. H. (2017) : Effets de l'exercice et du vieillissement sur le muscle squelettique. Cold Spring Harbor Perspectives in Medicine, 8(3), 96-105.

Driban, J. B., Bannuru, R. R., Eaton, C. B., Spector, T. D., Hart, D. J., McAlindon, T. E. et Arden, N. K. (2020) : L'incidence et les caractéristiques de l'arthrose accélérée du genou chez les femmes : The Chingford cohort. BMC Musculoskeletal Disorders, 21(1), 320-328.

Elcock, K., Wright, W., Newcombe, P., et Everett, F. (2018) : Essentials of nursing adults. UK ; SAGE, pp:46-47.

El-Sayed, Z., et Hassanein, S. (2021) : Effet des directives d'enseignement infirmier sur la fatigue et la douleur associées à l'arthrose du genou. Egyptian Nursing Journal, 18(3), 141-149.

Farrugia-Bonello, R. (2021) : Older women and agism. Older Women and Well-Being, 19(4), 211-226.

Ferri, F. F. (2019) : Ferri's clinical advisor 2020 : 5 books in 1. Philadelphie ; Elsevier, p:1003.

Ferri, F. F. (2020) : Ferri's clinical advisor 2020 : 5 books in 1. Philadelphie ; Elsevier, p:1003-1005.

Fu, K., Robbins, S. R., et McDougall, J. J. (2017) : L'arthrose : La genèse de la douleur. Rheumatology, 57(4), 43-50.

Glenn, M. (2019) : Les nouvelles frontières de la chirurgie orthopédique. USA ; Springer, pp : 194-296.

Greco, E. A., Pietschmann, P., et Migliaccio, S. (2019) : L'ostéoporose et la sarcopénie augmentent le syndrome de fragilité chez les personnes âgées. Frontiers in Endocrinology, 10(7), 1219-1223.

Gulanick, M., Gulanick, M., Myers, J. L., et Myersn, J. L. (2021) : Nursing care plans : Diagnoses, interventions, and outcomes. Philadelphie ; Elsevier health science. pp : 663-665.

Gustafson, J. A., Anderton, W., Sowa, G. A., Piva, S. R., et Farrokhi, S. (2019) : Raideur dynamique de l'articulation du genou et charge de l'articulation du genou controlatéral pendant la marche prolongée chez les patients atteints d'arthrose unilatérale du genou. Gait & Posture, 68(1), 44-49.

Heikal, M, M. Y., Nazrun, A, S., Chua, K. H., et Norzana, A. G. (2019) : L'extrait aqueux de Stichopus chloronotus comme agent chondroprotecteur pour les chondrocytes humains isolés du cartilage articulaire de l'arthrose in vitro. Cytotechnology, 71(2), 521-537.

Honvo, G., Bruyère, O., Geerinck, A., Veronese, N., et Reginster, J. (2019) : Efficacité du sulfate de chondroïtine chez les patients souffrant d'arthrose du genou : Une méta-analyse complète explorant les incohérences dans les essais randomisés contrôlés par placebo. Advances in Therapy, 36(5), 1085-1099.

Jaiswal, A., Goswami , K., Haldar, P., Salve H. R., et Singh, U.(2021) : Prévalence de l'arthrose du genou, ses déterminants et son impact sur la qualité de vie des personnes âgées dans la région rurale de Ballabgarh, Haryana. J Fam Med Prim Care. 10(3), 1477-1480

Janiszewska, M., Barańska, A., Kanecki, K., Karpińska, A., Firlej, E. et Bogdan, M. (2020) : Stratégies d'adaptation observées chez les femmes atteintes de polyarthrite rhumatoïde. Annals of Agricultural and Environmental Medicine, 27(3), 401-406.

Jeanmaire, C., Mazières, B., Verrouil, E., Bernard, L., Guillemin, F., et Rat, A. (2018) : Composition corporelle et symptômes cliniques chez les patients souffrant d'arthrose de la hanche ou du genou : Résultats de la cohorte KHOALA. Séminaires sur l'arthrite et le rhumatisme, 47(6), 797-804.

Jeihooni, A. K., Fereidouni, Z., Bahmandoost, M. et Harsini, P. A. (2021) : L'effet de l'intervention éducative sur la promotion du comportement préventif de l'arthrose du genou chez les femmes de plus de 40 ans sur la base de la théorie du comportement planifié dans un échantillon de femmes iraniennes. 19(8), 321-332.

Jiang, W., Liu, H., Wan, R., Wu, Y., Shi, Z. et Huang, W. (2021) : Mechanisms linking mitochondrial mechanotransduction and chondrocyte biology in the pathogenesis of osteoarthritis

(Mécanismes liant la mécanotransduction mitochondriale et la biologie des chondrocytes dans la pathogenèse de l'arthrose). Ageing Research Reviews, 67(1), 301-315.

Jormand, H., Mohammadi, N., Khani Jeihooni, A., et Afzali Harsini, P. (2022) : Comportements d'autosoins chez les personnes âgées souffrant d'arthrose du genou : Application de la théorie du comportement planifié. Frontiers in Public Health, 10 (5). 198-204

Katz, P. (2017) : Causes et conséquences de la fatigue dans la polyarthrite rhumatoïde. Opinion actuelle en rhumatologie, 29(3), 269-276.

Kolasinski, S. L., Neogi, T., Hochberg, M. C., Oatis, C., Guyatt, G., Block, J. et Reston, J. (2020) : 2019 American College of rheumatology/Arthritis Foundation guideline for the management of osteoarthritis of the hand, hip, and knee. Arthritis Care & Research, 72(2), 149-162.

Kyoda, Y., Ichihara, K., Hashimoto, K., Kobayashi, K., Fukuta, F. et Masumori, N. (2019) : La densité soutenue des cellules neuroendocrines avec le vieillissement précède le développement de l'hyperplasie prostatique chez les rats spontanément hypertendus. BMC Urology, 19(1). 7-12.

Kyriazis, M. (2020) : Le vieillissement en tant que "dysfonctionnement lié au temps" : A perspective. Frontiers in Medicine, 7(5), 523-530.

Lazaridou, A., Martel, M. O., Cornelius, M., Franceschelli, O., Campbell, C., Smith, M., et Edwards, R. R. (2018) : L'association entre l'activité physique quotidienne et la douleur chez les patients atteints d'arthrose du genou : Le rôle modérateur de la catastrophisation de la douleur. Pain Medicine, 20(5), 916-924. doi:10.1093/pm/pny129.

Levitin, D. J. (2020) : Successful aging : Un neuroscientifique explore le pouvoir et le potentiel de nos vies. Royaume-Uni ; Penguin, pp : 167-170.

Lindler, B. N., Long, K. E., Taylor, N. A., et Lei, W. (2020) : Utilisation de médicaments à base de plantes pour le traitement de l'arthrose et de la polyarthrite rhumatoïde. Medicines, 7(11), 67-70.

Lucić, L. B., et Grazio, S. (2018) : Impact de la confiance en l'équilibre sur les activités de la vie quotidienne des personnes âgées souffrant d'arthrose du genou en ce qui concerne l'équilibre, la fonction physique, la douleur et la qualité de vie - Un rapport préliminaire. Clinical Gerontologist, 41(4), 357-365.

Lynch, T. B., Chahla, J. et Nuelle, C. W. (2021) : Anatomie et biomécanique du ligament croisé postérieur. The Journal of Knee Surgery, 34(05), 499-508.

Magni, A., Agostoni, P., Bonezzi, C., Massazza, G., Menè, P., Savarino, V. et Fornasari, D. (2021) : Prise en charge de l'arthrose : Expert opinion on NSAIDs. Pain and Therapy, 10(2), 783-808.

Manlapaz, D. G., Sole, G., Jayakaran, P., et Chapple, C. M. (2019) : Facteurs de risque de chutes chez les adultes atteints d'arthrose du genou : A systematic review. PM&R, 11(7), 745-757.

Martel-Pelletier, J., Maheu, E., Pelletier, J., Alekseeva, L., Mkinsi, O., Branco, J., et Rannou, F. (2018) : Un nouvel arbre décisionnel pour le diagnostic de l'arthrose en soins primaires : Consensus international d'experts. Recherche clinique et expérimentale sur le vieillissement, 31(1), 19-30.

Marzuca-Nassr, G. N., SanMartín-Calísto, Y., Guerra-Vega, P., Artigas-Arias, M., Alegría, A. et Curi, R. (2020) : Atrophie du vieillissement des muscles squelettiques : Assessment and exercise-based treatment. Advances in Experimental Medicine and Biology, 18(11), 123-158.

Martinec, R., Pinjatela, R., et Balen, D. (2019) : qualité de vie chez les patients atteints de polyarthrite rhumatoïde - Une étude préliminaire. Acta Clin Croat. Mar ; 58(1):157-166.

McCarty, M. F., O'Keefe, J. H., et DiNicolantonio, J. J. (2018) : La glucosamine pour le traitement de l'arthrose : Le temps est venu pour des essais à doses plus élevées. Journal of Dietary Supplements, 16(2), 179-192.

Mehrsafar, A. H., Serrano Rosa, M. A., Moghadam Zadeh, A., et Gazerani, P. (2020) : Stress, mode de vie professionnel et biologie des télomères chez les athlètes de haut niveau : Une tendance croissante en psychophysiologie du sport. Frontiers in Psychology, 11(4),521-526.

Meiner, S. E., et Yeager, J. J. (2018) : Gerontologic nursing - E-book. Chine ; Elsevier Health Sciences, pp : 457-548.

Miller, C. A. (2018) : Les soins infirmiers pour le bien-être des personnes âgées. Chine ; LWW, p:471.

Mirzaei, N., Mohammadi Shahbolaghi, F., Noroozi, K., et Biglarian, A. (2017) : L'effet de la formation à l'autogestion sur l'auto-efficacité des patients âgés atteints d'arthrose du genou. Iranian Journal of Rehabilitation Research in Nursing, 3(4), 29-34.

Morgunova, G, V., Klebanov, A, A., et Khokhlov, A, N. (2018) : L'autophagie - la voie de la mort ou de l'immortalité ? Activateurs et inhibiteurs de l'autophagie comme modulateurs possibles du processus de vieillissement. Le vieillissement : l'exploration d'un phénomène complexe/ed. Sh. I. Ahmad. Boca Raton : Taylor & Francis, pp : 475-85.

Mueller, A., Payandeh, Z., Mohammadkhani, N., Mubarak, S. M., Zakeri, A., Alagheband Bahrami, A., et Shakibaei, M. (2021) : Avancées récentes dans la compréhension de la pathogenèse de la polyarthrite rhumatoïde : Nouvelles stratégies de traitement. Cells, 10(11), 317-321.

Munjal, A., Bapat, S., Hubbard, D., Hunter, M., Kolhe, R. et Fulzele, S. (2019) : Avancées en matière de biomarqueur moléculaire pour le diagnostic précoce de l'arthrose. Biomolecular Concepts, 10(1), 111-119.

Östlind, E., Eek, F., Stigmar, K., Sant'Anna, A., Hansson, E. E., et Struglics, A. (2022) : Associations entre l'activité physique, la fonction articulaire autodéclarée et les biomarqueurs moléculaires chez les personnes en âge de travailler souffrant d'arthrose de la hanche et/ou du genou. Osteoarthritis and Cartilage, 30(5), 117-120.

Otón, T., et Carmona, L. (2019) : L'épidémiologie de la polyarthrite rhumatoïde établie. Best Practice & Research Clinical Rheumatology, 33(5), 477-481.

Perrin, K. O., Sheehan, C. A., Potter, M. L. et Kazanowski, M. K. (2022) : Palliative care nursing : Caring for suffering patients. Royaume-Uni ; Jones & Bartlett Learning, pp : 180-183.

Perry, A. G., Potter, P. A., Ostendorf, W., et Laplante, N. (2021) : Clinical nursing skills and techniques - E-book. USA ; Elsevier Health Sciences, p : 451.

Pinskerova, V., et Vavrik, P. (2020) : Knee anatomy and biomechanics and its relevance to knee replacement. Personalized Hip and Knee Joint Replacement, 56(8), 159-168.

Pope, J. E. (2020) : Gestion de la fatigue dans la polyarthrite rhumatoïde. RMD Open, 6(1), e001084. doi:10.1136/rmdopen-2019-001084.

Potter, P. A., Perry, A. G., Stockert, P., et Hall, A. (2020) : Fundamentals of nursing - E-book. USA ; Elsevier Health Sciences, pp : 990-991

Rahmati, M., Nalesso, G., Mobasheri, A., et Mozafari, M. (2017) : Vieillissement et arthrose : Rôle central de la matrice extracellulaire. Ageing Research Reviews, 40(1), 20-30.

Raunsbæk, K, L., Lomborg, K., Ndosi, M., Hauge, E., et De Thurah, A. (2021) : L'efficacité de l'apprentissage en ligne dans l'éducation des patients atteints de polyarthrite rhumatoïde : The WebRA study-protocol for a pragmatic randomised controlled trial. BMC Rheumatology, 5(1), 401-406.

Rezuş, E., Cardoneanu, A., Burlui, A., Luca, A., Codreanu, C., Tamba, B. et Rezuş, C. (2019) : Le lien entre Inflammaging et les maladies articulaires dégénératives. International Journal of Molecular Sciences, 20(3), 614-618.

Riddle, D., Keefe, F., Ang, D., Slover, J., Jensen, M., Bair, M., et Dumenci, L. (2019) : Essai clinique randomisé de la formation aux compétences d'adaptation à la douleur pour les patients qui catastrophent à propos de la douleur avant l'arthroplastie du genou. Osteoarthritis and Cartilage, 27(18), 484-489.

Rini, C., Katz, A. W., Nwadugbo, A., Porter, L. S., Somers, T. J. et Keefe, F. J. (2020) : Changes in identification of possible pain coping strategies by people with osteoarthritis who complete web-based pain coping skills training. International Journal of Behavioral Medicine, 28(4), 488-498.

Runhaar, J., et Zhang, Y. (2018) : Pouvons-nous prévenir l'arthrose ? Perspectives et implications en matière d'épidémiologie et de santé publique. Rheumatology, 57(4), 3-9.

Ruszymah, B. I., Shamsul, B., Chowdhury, S. et Hamdan, M. (2019) : Effet de la densité cellulaire sur la formation de constructions cartilagineuses tridimensionnelles à l'aide de fibrine et de chondrocytes humains arthrosiques. Indian Journal of Medical Research, 149(5), 641-646.

Ryan, S. (2020) : Nursing older people with arthritis and other rheumatological conditions. USA ; Springer Nature, pp : 183-185.

Saffari, M., Emami Meybodi, M. K., Sanaeinasab, H., Karami, A., Pakpour, A. H., et Koenig, H. G. (2018) : Une intervention basée sur la théorie du comportement planifié pour améliorer la qualité de vie des patients souffrant d'arthrose du genou/de la hanche : Un essai contrôlé randomisé. Clinical Rheumatology, 37(9), 2505-2515.

Sakaniwa, R., Noguchi, M., Imano, H., Shirai, K., Tamakoshi, A. et Iso, H. (2022) : Impact of modifiable healthy lifestyle adoption on lifetime gain from middle to older age. Age and Ageing, 51(5), 876-881.

Sakellariou, G., Conaghan, P. G., Zhang, W., Bijlsma, J. W., Boyesen, P., D'Agostino, M. A., et Iagnocco, A. (2017) : Recommandations de l'EULAR pour l'utilisation de l'imagerie dans la gestion clinique de l'arthrose des articulations périphériques. Annales des maladies rhumatismales, 76(9), 1484-1494.

Salman, S. D. (2020) : Effets du vieillissement sur les systèmes corporels : A review. Journal of Research on the Lepidoptera, 51(2), 1011-1020.

Santos, M. G., Damiani, P., Marcon, A. C., Haupenthal, A. et Avelar, N. P. (2020) : Influence de l'arthrose du genou sur la performance fonctionnelle, la qualité de vie et la douleur chez les femmes âgées. Fisioterapia em Movimento, 33(2), 1651-1660.

Sgarbieri, V. C., et Pacheco, M. T. (2017) : Vieillissement humain en bonne santé : Facteurs intrinsèques et environnementaux. Brazilian Journal of Food Technology, 20(0), 1821-1828.

Shamekh, A., Alizadeh, M., Nejadghaderi, S. A., Sullman, M. J., Kaufman, J. S., Collins, G. S., et Safiri, S. (2022) : Le fardeau de l'arthrose dans la région du Moyen-Orient et de l'Afrique du Nord de 1990 à 2019. 84(9), 687-690.

Sharma, V., Anuvat, K., John, L., et Davis, M. (2017) : L'arthrite du genou. DeckerMed Pain Management. 38(4), 189-193.

Srour, O., et Saad, N. (2022) : Effet des compresses révulsives sur les symptômes associés au genou et la gravité de la douleur chez les patients souffrant d'arthrose du genou. International Egyptian Journal of Nursing Sciences and Research, 2(2), 397-412.

Stanisławski, K. (2019) : Le modèle du coping Circumplex : Un modèle intégratif de la structure de l'adaptation au stress. Frontiers in Psychology, 10 (5), 176-180.

Timalsina, R. et Songwathana, P. (2020) : Factors enhancing resilience among older adults experiencing disaster : A systematic review. Australasian Emergency Care, 23(1), 11-22.

To, B., Ratneswaran, A., Kerr, G. et Beier, F. (2019) : Étude du rôle du récepteur nucléaire activé par les proliférateurs delta (PPARδ) dans les modèles de vieillissement et de métabolisme de l'arthrose. Osteoarthritis and Cartilage, 27(95), 267-273.

Vinatier, C., Domínguez, E., Guicheux, J., et Caramés, B. (2018) : Rôle du réseau intégratif inflammation-autophagie-sénescence dans l'arthrose. Frontiers in Physiology, 9(5), 311-316.

Vincent, T. L. (2020) : Peripheral pain mechanisms in osteoarthritis. Pain, 161(1), 138-146.

Viswas, S. (2021) : Impact des exercices de renforcement et de proprioception sur l'équilibre et les activités de la vie quotidienne (ADLS) chez les patients souffrant d'arthrose du genou de l'ouest de Delhi, population indienne. International Journal of Pharmaceutical and Bio-Medical Science, 01(08), 97-104.

Vitaloni, M., Bemden B, A., Contreras, S, R, M., Scotton, D., Bibas, M., et Quintero, M. (2019) : La prise en charge globale des patients atteints d'arthrose du genou commence par l'évaluation de la qualité de vie : une revue systématique. BMC Musculoskelet Disord 20(1):493-497.

Wang, R. et Ben, H. (2020) : Processus de vieillissement accéléré des composés modèles de la bio-huile : A mechanism study. Frontiers in Energy Research, 8(2), 543-550.

Wang, X., Hunter, D., Jin, X., et Ding, C. (2018) : L'importance de l'inflammation synoviale dans l'arthrose : Preuves actuelles provenant d'évaluations d'imagerie et d'essais cliniques. Osteoarthritis and Cartilage, 26(2), 165-174.

Wei, X., Dong, Z., Cheng, L., Guo, Z. et Lv, Z. (2020) : Identification des gènes et des voies spécifiques au sexe dans l'arthrose par la bioinfromatique. Osteoarthritis and Cartilage, 28(3), 207-2012.

Williams, P. A. (2019) : Soins infirmiers gériatriques de base - E-book. Philadelphie ; Elsevier Health Sciences, pp : 459-460.

Wood, M. J., Miller, R. E., et Malfait, A. (2022) : La genèse de la douleur dans l'arthrose : Inflammation as a mediator of osteoarthritis pain. Clinics in Geriatric Medicine, 38(2), 221-238.

Xu, H. et Van Remmen, H. (2021) : La pompe Sarco-Endoplasmic Reticulum calcium ATPase (SERCA) : A potential target for intervention in aging and skeletal muscle pathologies. Skeletal Muscle, 11(1), 96-99.

Yousefzadeh, M., Henpita, C., Vyas, R., Soto-Palma, C., Robbins, P. et Niedernhofer, L. (2021) : DNA damage-how and why we age ? eLife, 10(1), 873-878.

Zheng, J., Jackson, T. W., Fortier, L., Bonassar, L., Delco, M. et Cohen, I. (2019) : Suivi en grand nombre de la signalisation calcique dépendante de la profondeur et de la mécanique dans les chondrocytes du cartilage articulaire. Ostéoarthrite et cartilage, 27(2), 201-S206.

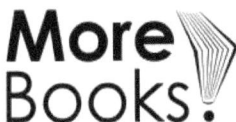

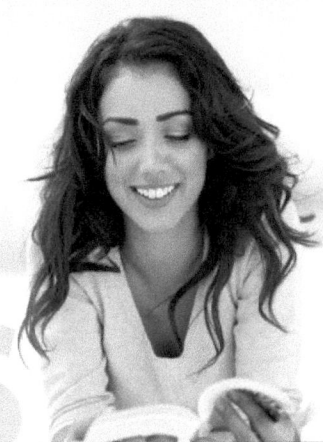

I want morebooks!

Buy your books fast and straightforward online - at one of world's fastest growing online book stores! Environmentally sound due to Print-on-Demand technologies.

Buy your books online at
www.morebooks.shop

Achetez vos livres en ligne, vite et bien, sur l'une des librairies en ligne les plus performantes au monde!
En protégeant nos ressources et notre environnement grâce à l'impression à la demande.

La librairie en ligne pour acheter plus vite
www.morebooks.shop

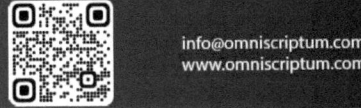

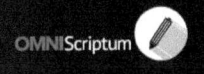

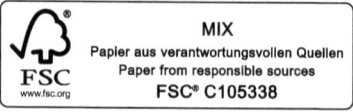

Printed by Books on Demand GmbH, Norderstedt / Germany